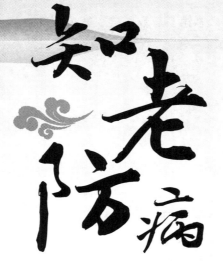

知老防病

骆天炯 高曌/主编

老年病的中西医防治智慧

U0261257

山东科学技术出版社

·济南·

图书在版编目（CIP）数据

知老防病：老年病的中西医防治智慧 / 骆天炯，高翌
主编. -- 济南：山东科学技术出版社，2024. 12.
ISBN 978-7-5723-2239-6

Ⅰ．R259.92

中国国家版本馆 CIP 数据核字第 2024PQ9162 号

知老防病
——老年病的中西医防治智慧

ZHILAO FANGBING
——LAONIANBING DE ZHONGXIYI FANGZHI ZHIHUI

责任编辑：马　祥
装帧设计：孙　佳

主管单位：山东出版传媒股份有限公司
出　版　者：山东科学技术出版社
　　　　　　地址：济南市市中区舜耕路 517 号
　　　　　　邮编：250003　电话：（0531）82098088
　　　　　　网址：www.lkj.com.cn
　　　　　　电子邮件：sdkj@sdcbcm.com
发　行　者：山东科学技术出版社
　　　　　　地址：济南市市中区舜耕路 517 号
　　　　　　邮编：250003　电话：（0531）82098067
印　刷　者：济南华林彩印有限公司
　　　　　　地址：山东省济南市商河县新盛街 10 号
　　　　　　邮编：251600　电话：（0531）82339899

规格：16 开（170 mm×240 mm）
印张：19.25　字数：204 千
版次：2024 年 12 月第 1 版　印次：2024 年 12 月第 1 次印刷
定价：58.00 元

序

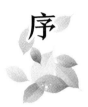

　　随着社会经济的发展、卫生条件的改善，以及人们生活水平的提高和环境保护意识的增强，特别是由于医学科技的进步，人的平均寿命逐年延长。人口平均预期寿命增长的每一岁都有着积极的意义。

　　人口平均预期寿命是衡量一个社会的经济发展水平及医疗卫生服务水平的重要指标。公元前欧洲人的平均预期寿命仅 20 岁左右，以后持续缓慢地延长，1850 年左右达到 40 岁，即在漫长的近 2000 年的历史中延长了一倍，算下来平均每百年不过增寿一岁而已。19 世纪是一个转折点，随着工业革命的进展，社会生产力得到解放，人口平均预期寿命迅速上升。1850 年以来，欧洲人的平均预期寿命增加了 30 多岁，按 1977 年联合国人口年鉴所示，已达到平均 72 岁的水平，这同医疗技术的进步和卫生环境的改善是分不开的。我国人口统计数据显示：1949 的人均寿命仅有 35 岁，直至 2023 年我国人均寿命超过了 78 岁，人均寿命增加了 43 岁，其中 65 岁及以上人口近 2.2 亿，占全国人口的 15.4%，2035 年人均寿命可能达到 81 岁。预计到 2050 年我国 80 岁以上的高龄人口将突破 1 亿，成为老龄人口中增长最快的群体。我国人均寿命的快速增加，以及现在"少子化"情况的加剧，直接导致我国人口老龄化程度不断加深。

与人口老龄化加深伴随而来的是老年抚养比的增加。所谓老年抚养比，是指人口中非劳动年龄人口数中老年部分对劳动年龄人口数之比。根据国家统计局官方数据显示，我国 1993 年老年抚养比为 9.6%，即大约 10.4 个劳动力赡养 1 个老年人；到 2006 年，老年抚养比达到 11%，并从这年开始，连续 17 年进入持续上升通道，2010 年达到 12.3%，2016 年达到 15.0%，2021 年达到 20.8%，2022 年达到 21.8%。这意味着老年抚养比不仅仅在上升，而且上升速度在加快。抚养比 21.8%，即 100 个劳动力就需要赡养近 22 位老年人，4.5 个劳动力赡养 1 个老年人，这还不包括 15 岁以下未成年人的抚养负担。预计 2050 年我国进入重度老龄化社会后，1 个年轻人就要赡养 1 个老人。整个社会的养老压力急剧增大。

在预期寿命提高的同时，我国居民健康预期寿命的提高却相对滞后，2018 年我国人均预期寿命为 77 岁，但健康预期寿命仅为 68.7 岁。即居民进入老年后患病时间早，带病时间长，生活质量不高，有 8 年多时间带病生存。我国超过 1.8 亿老年人患有慢性病，患有一种及以上慢性病的老年人比例高达 75%，失能、部分失能老年人约 4 000 万。伴随着年龄的增长，老年人的身体功能发生着悄然改变，更容易患一些慢性病，同时其心理也会发生一些变化。

随着年龄的增大，我们的身体会发生哪些变化？哪些变化是增龄性的正常改变？哪些疾病是可以预防的？哪些风险是年轻的时候就应该管控的？患病以后我们该如何对待？如何克服面对老去的恐惧、焦虑心理？中医中药在抗衰老及老年病治疗领域的作用如何？这本书将从中西医两方面专业角度细致地阐述如何 "知老防病"，为读者特别是老年读者提供全面合理的健康指导，提高老年人独立生活的能力和生活质量，做到"老而不衰"。

在可预见的未来，我们的寿命会越来越长，而与生命"长度"一样重要的是生命的质量。因此，对于个体而言，我们对"长寿"的追求，更应该是对健康的追求。

认真过好当下的每一天，长寿自然就积累在走过的每一步路中。

骆天炯

2024 年 10 月

前　言

随着社会的发展，我国人口老龄化问题日益严重。2023 年我国 60 岁及以上人口超过 2.9 亿，占 21.1%，65 岁及以上人口规模为 2.2 亿，占比 15.4%。我国预计在 2030 年左右进入超级老龄化社会，2035 年进入重度老龄化阶段，2084 年之后中国老年人口约占总人口的一半。中国的老龄化速度和规模前所未有，应对人口老龄化已成为当前社会的工作重点。随着衰老的产生，老年人群身体出现多系统不同的改变，我国接近 75% 的老年人患有至少 1 种慢性病，而 1/5 的老年人患有 3 种及以上的慢性病，老年人的健康问题频出，出现衰弱、失能，养老负担逐渐加重。如何推动老年健康产业高质量发展，实现健康老龄化，维护老年人的生理功能，改善其生活质量、日常生活活动能力、死亡质量是当今医务工作者面临的巨大挑战。

老年医学是一门综合学科，致力于解决如何识别、评估、防治衰弱老年人的综合性健康问题，为老年人提供全面合理的治疗与健康指导服务，最大限度地维持和改善患者的功能状态，提高其独立生活的能力和生活质量。但是，老年医学专业知识在一些基层医院没有得到广泛普及。可见，提高老年医护人员的专业知识，正确树立以老年患者为中心的医疗观点，掌握综合评估老年人健康水平的能力，满足老年人日益增长的多元化健康服务需求，做好"健康教育、预防保健、疾病诊治、康复护理、长期照护、安宁疗护"6大环节，才能为老年健康服务工作的实施形成有力的支撑。为此，骆天炯工作室骨干编写此书，从多方面认识衰老，进行健康教育，详述老年综合评估及常见病诊疗经验，以期更好地进行老年医学健康宣传。

骆天炯工作室依托于南京市中医院老年病科建立，该科室是南京市卫生系统最先设立的两个老年病科之一，目前是江苏省中医重点专科、江苏省老年医学临床技术应用研究项目建设单位、国家老年疾病临床医学研究中心协同创新网络成员、老年综合评估协同创新联盟成员。科室重点服务于中老年人群，在国内较早开展了老年综合评估、老年性痴呆筛查和中医老年多专业一体化诊疗，以本科室医护为核心，联合营养师、药师、康复医师和精神心理医师，对患者的营养状况、认知功能、情绪等多方面进行老年综合评估，多重用药分析，因人制宜，因病施治，为患者提供药物治疗、营养指导、情绪管理和康复处方等全面优质的医疗护理服务。

本书分为五章，以专业的角度较为细致地阐述了如何知老防老，内容涵盖衰老的流行病学概况、老年综合评估、衰老的常见临床后果、中医对衰老的认识、老年病的特点及中医诊疗。第一章通过流行病学调查研究，了解老年人的常见病、多系统年龄相关症状、多发病，以及致残、致死的原因。第二章围绕老年人常见的健康风险因素及老年综合征，从老年功能状态、心理状态、生活质量、认知功能、营养及预后多个维度进行评估，详细阐述评估方法及评估量表，对临床具有一定的指导作用。第三章从病理学角度详析了衰老的影响因素，阐释了衰老过程中产生的各种变化，以及衰老对特定脏器和系统的影响。第四章通过分析历代医家对于衰老的认识，寻找促进长寿的相关因素，为开展老年病防治提供依据。第五章从中医病因病机出发，探讨如何预防及治疗老年人的多种常见病，列举常用抗衰老中药，总结编者团队对老年常见病，如失眠、便秘、眩晕、心悸、口疮、畏寒、咳嗽、喘病、泄泻、胃脘痛、虚病、水肿、痹病、发热、咽痛、皮肤瘙痒、尿频、耳鸣、中风、早衰、口苦、痰证的诊治经验并佐以临床真实案例。

衷心希望本书的出版能帮助各位读者认识衰老、了解衰老、不畏衰老，在临床中懂得如何防治衰老，为老年人提供更加全面、合理的预防保健和治疗服务，最大限度地维持和改善患者的功能状态，从而提高其独立生活的能力和生活质量，实现健康老龄化。

因编者的水平有限，书中难免存在不足与疏漏之处，望各位读者批评指正。

编者

2024 年 10 月

目　录

第三章　衰老的常见临床后果 ………… 098

第一章
衰老的流行病学概况

第一节　人口老龄化的定义

随着社会的进步，居民生活水平的提高，以及医疗条件的改善，社会人口寿命不断增长，老年人在社会人口中所占比例越来越高。因此，人口老龄化是当前乃至今后相当长一段时间内全球的一个共同现象。

一、老年的定义

不同人群对于老年人的定义有着不同的看法，由于生命周期是一个渐变的过程，壮年到老年的分界线往往是很模糊的，有些人认为做了祖父祖母就进入了老年，有些人认为退休是进入老年的一个标志，而有些人认为身体健康出现问题了就是进入老年的一个信号……那究竟什么是老年？对此，世界卫生组织给出了具体的定义。

世界卫生组织（World Health Organization，WHO）对老年的定义：老年意味着与前一阶段相比，身心功能损伤日益明显的一个生命阶段。联合国在1956年曾将65周岁作为老年人的划分标准，与许多国家的退休年龄一致，但由于发展中国家人口年龄结构比较年轻，在对发展中国家人口进行研究时，将60周岁作为老年人的起始年龄。1980年，联合国把老年的年龄下限定义为60周岁。1982年，我国《中华医学会老年医学学会对健康老年人标准的建议》将老年标准确定为≥60周岁。《中华人民共和国老年人权益保障法》第2条规定老年人年龄起点标准是60周岁。

二、人口老龄化和老龄化社会

人口老龄化指老年人在总人口中比例（也称为老年人口比重或老年人口系数）提高的过程，或人口平均年龄（或年龄中位数）不断提高的过程。人口老龄化是人类社会发展的自然规律和必然趋势，其形成的前提是人类寿命延长，必要条件是出生率下降，最终的决定性因素是生产力的发展。反映老龄化的指标最常用的是老年人口系数，即社会中≥60周岁人口占总人口的百分比。老龄化指数为≥60周岁人口与<15周岁人口的相对比值，该指数>30%为老龄化，<15%为年轻型，15%~30%为成年型。

老龄化社会是指老年人口占总人口比例达到或超过一定比例的人口结构模型。按照联合国标准，一个国家或地区60周岁及以上老年人达到总人口的10%，或65周岁及以上老年人达到总人口的7%，这个国家或地区就进入了老龄化社会，65周岁及以上人口比例超过14%则表示进入深度老龄化社会，超过 21% 则进入超老龄化社会。

三、我国人口老龄化的特点

人口老龄化是全球性现象，然而各个国家的进程截然不同，发达国家老龄化进程长达几十年，甚至一个多世纪，例如法国用了 115 年，英国用了 80 年，美国用了 60 年，而我国仅仅用了 18 年（1981—1999 年），于 2000 年进入老龄化社会。2000 年，我国 60 周岁及以上人口达到 1.3 亿，占总人口的 10.2%，65 周岁及以上老年人口达 8 811 万，占总人口的 6.96%，根据联合国老龄化社会的标准，我国进入了老龄化社会。截至 2019 年底，中国大陆 60 周岁及以上的人口为 2.54 亿，占总人口的 18.1%，其中 65 周岁及以上人口为 1.76 亿，占总人口的 12.6%，老龄化的程度进一步加深。2023 年我国 60 岁及以上人口为 2.9 亿，占 21.1%，65 岁及以上人口规模为 2.1 亿，占比 15.4%。我国预计在 2030 年左右进入超级老龄化社会，2035 年进入重度老龄化社会，2084 年之后中国老年人口约占总人口的一半。据预测，未来 20~30 年为我国的老龄化加速期，老年人口将以每年 3% 的速度快速增长。

我国人口老龄化与其他国家相比具有如下特征：①基数大，我国老年人口约占全世界老年人口的 22%、亚洲的 40%；②发展快，60 周岁以上老年人口占总人口的比例从 7% 提高到 14%，发达国家大多用了约 50 年的时间，而我国只用 27 年，比世界平均速度快 1 倍，预计到 2025 年我国老年人口总量将达 3 亿，2033 年将达 4 亿，2052 年将达峰值 4.87 亿，占总人口的 34.8%；③区域和城乡不平衡，我国最早进入老龄化的东部地区和最晚进入老龄化的西部地区相差 30 年，同时存在人口老龄化城乡倒置；④四化（高龄化、失能化、少子化、空巢化）并发；⑤未富先老。

四、人口老龄化带来的机遇和挑战

人口老龄化给社会可持续发展带来多重、复杂的挑战，包括：①对劳动力市场的挑战，劳动力供给将逐渐减少；②对经济发展速度和结构的挑战；③对社会保障体系的挑战，如"五险一金"费率高造成企业负担加重；④对医疗服务体系的挑战，如老龄化将大幅提升健康保障需求，加剧医疗保障制度可持续发展的压力；⑤对基础设施和城市发展的挑战；⑥对国民健康的影响，公民老年期的健康保障问题是老龄化过程中最突出的问题之一。

但是，我们也应该认识到人口老龄化是不可逆的，是人类社会发展的客观规律，是科技发展和社会文明进步的重要标志。人口老龄化给人类社会带来挑战的同时也带来了前所未有的机遇，包括：①老年人健康水平的提高为老年人力资源开发提供了保障，老年人口红利是宝贵的社会财富；②老龄及其相关产业发展空间巨大，前景广阔，创造就业岗位的同时能够提高社会消费水平、扩大内需，促进经济结构转型升级，推动科技进步；③老年友好宜居环境建设极大地提高了住宅和社区的宜居程度，丰富和提升了全社会的生活环境和生活质量。

五、人口老龄化的积极应对措施

受传统文化价值、经济等因素的影响，大众和学界对于老龄化的旧有认知是消极的，即认为老龄人口是社会的负担。然而随着社会的发展，人们对于老龄化的态度逐步从消极向积极转变。国际社会很早就认识到老龄化是全球的必然趋势，为应对人口老龄化给经济社会发展带来的挑战，世界各国在发挥家庭的基础性作用和鼓励生育、完善社会化养老服务体系、建立老年健康服务体系、促进老年人再就业与社会参与、鼓励移民等方面采取了一系列措施。

联合国在老龄化方面的积极探索最早可以追溯到 1948 年通过的《世界人权宣言》，宣言在权利平等的基础上建立了各项基本人权。1982 年联合国举行了第一次世界老龄大会，此后，围绕如何从全球范围内共同应对人口老龄化和老龄社会挑战，相继出台了《老龄问题维也纳国际行动计划》（1982 年）、《联合国老年人原则》（1991 年）、《联合国千年宣言》（2000 年）、《老龄问题马德里国际行动计划》（2002 年）、《积极老龄化战略》（2002 年）等一系列重要文件，相关国际组织和国家也发表了《防止老龄化危机》（世界银行，1994 年）、《维持老龄社会的繁荣》（经济合作与发展组织，1998 年）、《应对全球老龄化挑战》（美国战略与国际研究中心，2002 年）等一系列重要报告，系统阐述了国际社会应对老龄化的基本共识，主要内容如下。

第一，人口老龄化是人类社会的基本规律，是社会文明进步的重要标志。人口老龄化必然对全世界各种社会的结构、功能和进一步发展产生广泛的影响，这种影响是普遍的、深刻的和持久的。

第二，老龄化问题是一个重要的全球性问题，需要在国际、区域和国家 3 个层次上，在经济、社会、文化发展以及国际战略和计划等多个方面，拟定和实施各种政策，才能够减轻人口老龄化对全球发展造成的不利影响。

第三，人口老龄化现象将要求大多数国家在经济和社会方面做出广泛而深入的调整，应对人口老龄化挑战的关键是要有前瞻意识，尽早制定政策，采取行动，逐步实施改革，使社会经济建设更好地适应人口老龄化发展的要求。

第四，关于应对人口老龄化的政策，应从全生命周期以及全社会的角度来审查，将应对人口老龄化挑战的改革纳入国家社会和经济发展战略，并获得全民广泛支持；制定国际战略，利用年轻国家老龄化程度不高、经济增长迅速的优势，合理分散老龄化风险。

第五，21世纪的努力方向为积极应对人口老龄化带来的机遇和挑战，所有行动的最终目标是：建立"不分年龄，人人共享"的社会，最大限度地使人们获得终身健康、保障和参与，全程、全方位提高生活质量。

上述基本共识是联合国以及相关国际组织研究探索应对老龄社会挑战的智慧结晶，也为中国应对这一挑战提供了重要的参考。

党的十九大报告指出："实施健康中国战略，把人民健康放在优先发展的战略地位。要完善国民健康政策，将健康融入到所有政策中，为人民群众提供全方位、全周期健康服务，实现全民健康及人民的全生命周期健康。"我国构建以人为本、科学完备的老年健康服务体系还在不断的探索与实践中。应将医疗服务与社会服务有机地结合在一起。医疗服务为老年人提供健康照护，以及在各种老年照料机构和居家养老服务中提供医疗护理等专业服务，包括健康教育、预防保健、疾病诊治、康复护理、长期照护、安宁疗护6个方面。社会服务为老年人提供生活照料、辅助性服务、日间照顾、家庭照顾者支持服务等。两者的有机结合是实现老年期全方位健康的必然要求，而正在探索的长期护理保险制度是老年健康服务体系建设的重要保障之一。

第二节　随年龄增长健康状态的变化

衰老是一个复杂的生理过程，包含着随年龄增加的"老"和功能下降的"衰"。对群体或个体而言，生殖期后期随着年龄的增长，机体功能逐渐降低或丧失、罹患疾病和死亡风险增加的现象即为衰老。2022 年 5 月 20 日，国务院办公厅印发的《"十四五"国民健康规划》全文公布，文中提出 2015 年至 2020 年，人均预期寿命从 76.34 岁提高到 77.93 岁，到 2025 年，中国的人均预期寿命在 2020 年基础上继续提高 1 岁左右，展望 2035 年，中国人均预期寿命将达到 80 岁以上。

国家卫生健康委员会发布的《中国健康老年人标准》中，对于健康老年人的标准提出了以下 5 条标准。

第 1 条：重要脏器的增龄性改变未导致功能异常；无重大疾病；相关高危因素控制在与其年龄相适应的达标范围内；具有一定的抗病能力。

对于老年人来说，随着年龄的增长，重要的脏器功能出现衰退，身体综合功能逐渐下降，属于正常现象，是衰老的必然结果。衰老和增龄是多种常见疾病的独立危险因素。60 岁以后，多种疾病的发病率明显增加。脑卒中、呼吸衰竭、心肌梗死、恶性肿瘤等重大疾病会对老年人的身体产生不可逆转的危害。而老年人的血压、血糖、血脂等，也应该控制在合理的范围内，降低高危因素引发疾病的可能。抗病能力指老年人应具有一定的疾病抵抗能力，提高免疫力的方式包括科学饮食、适当锻炼、接种疫苗等。老年人应采取规律起居、适度活动的健康生活方式，以增强免疫力。活动对于老年人认知和脑功能整合起着积极作用，坚持有氧锻炼有益于改善脑功能、降低痴呆风险。

第 2 条：认知功能基本正常；能适应环境；处事乐观积极；自我满意或者自我评价好。

老年人的认知功能变化包括感知觉变化、记忆力变化、注意力变化和智力变化。感知觉变化主要有对声音和光线的感知能力下降，味觉减退，皮肤对触觉、温觉和痛觉的敏感性减退等。记忆力变化因人而异，遵循"用进废退"原则。衰老的过程中，经常会出现注意力分配不足现象。智能的高低与文化教育、职业、生活经验、家庭和社会条件等密切相关。老年人因躯体活动迟缓导致社会活动范围缩小，对外界的新鲜事物和信息接受能力减弱，缺乏兴趣和投入的体力，与人沟通能力减退，从而产生负面情绪。调查发现，我国老年人情感状态主要有孤独、失落、焦虑、抑郁等。大部分负面情绪来源于老年人未完成角色的转变、未适应社会的节奏及家庭问题的出现。能够积极适应周围环境变化，处事自信乐观，是老年人心理健康的表现，心理健康和身体健康缺一不可。

第 3 条：能恰当处理家庭和社会人际关系；积极参与家庭和社会活动。

有效的社会网络能增强老年人的耐受性及应付和摆脱紧张处境的

能力，缓冲各类应激压力，提高老年人心理功能的整体水平。建议老年人要广交朋友，建立良好邻里关系，在人际交往中获得友情、帮助和宽慰。有研究调查显示，老龄大学学员入学前后心理状况会发生变化，入学前有一半以上的老年人感到生活单调，1/3 以上老年人经常有焦虑抑郁和孤独的情绪。通过老龄大学学习，62% 老年人的不良情绪普遍得到改善。建设和谐的婚姻家庭是应对人口老龄化、高龄化和空巢化的重要对策。1997 年，第 16 届国际老年学大会通过的《阿德莱德宣言》就明确指出："要把注意力放在社会或家庭上，而不仅仅是注重个人，应该认识到在许多情况下，家庭起着重要的不可替代的作用。"和谐的夫妻关系是老年人身心健康的重要保证。夫妻间的互敬互爱、相互关心体贴，可以消除老年人的孤独、抑郁等不良情绪，增强其对社会的认同感、生活适应能力及对生存意义的认识。而作为子女，应尽量克服时间和空间上的困难，在生活细节上关心老年人的物质需求和精神需求，让老人感受到更多的家庭关怀和温暖。代与代之间的价值观、生活态度及兴趣爱好有很多不同，即"代际隔阂"，易产生家庭矛盾。作为老年人，要谅解子女、尊重子女的独立性，尽可能帮助子女解决困难，增强亲子间感情纽带。家庭干预策略只能体现在夫妻和亲子关系上，如果丧偶甚至是没有子女，那就只能采取社会心理干预策略。

第 4 条：日常生活活动正常，生活自理或基本自理。

大部分老年人都有多种慢性病的困扰，按时服药，控制病情，不影响日常生活活动，保持自己的生活自理能力，是健康老年人的体现，60 岁以上的老年人每年的体检非常重要。疾病的发现和治疗要趁早，对于一些伴随年龄增长而经常出现的慢性病，一定要及时排查，积极控制，合理干预，尽量减少相关慢性病对身体的影响，让自己保持良好的生活状态，提高生活质量。我国各级老龄委、老年协会、老年活动中心针对老年人的兴趣、爱好、话题、情感及心理和生理等方面的共同特征，组织丰富多彩的集体文体活动，使老年人能有机会和场所进行交流沟通，健身娱乐，充实精神生活，消除烦恼。各地开办老年人才市场、老年再就业服务中心，为低龄健康老年人将经验和知识提供给社会、实现人生价值搭建渠道。良好的社会网络是老年人过上幸福愉快晚年生活的重要保障。

第 5 条：营养状况良好，体重适中，保持良好的生活方式。

老年人身体的吸收、代谢能力都会随着年龄的增长而下降，因此老年人更应该注意营养物质的补充，如维生素 D、维生素 B_{12}、钙等。因为机体的代谢能力减慢，肥胖的老年人在摄入营养的同时，也应该合理控制热量的摄入，避免体重的增加从而加重身体负担。老年人应将体质量指数（BMI）保持在 20~25 kg/m^2，如果以身高 165 cm 来计算，体重保持在 55~68 kg 是合格的健康体重，同时也要注意腰围的控制，腹型肥胖也是多种老年疾病发病的风险因素。良好的生活方式包括健康饮食、合格体重、运动锻炼、戒烟限酒、睡眠充足、规律作息等。为了健康而严格规范自己的行为，是老年人保持健康必须要做的事情。

在日益严峻的老龄化形势面前，作为传统养老模式的延伸和升级，"医养结合"养老模式被认为是破解养老难题的重要途径之一。所谓"医养结合"，指医疗资源与养老资源相结合，实现社会资源利用的最大化。其中，"医"包括医疗康复保健服务，具体有医疗服务、健康咨询服务、健康检查服务、疾病诊治和护理服务、大病康复服务以及临终关怀服务等；"养"包括生活照护、精神心理、文化活动等方面的服务。利用"医养一体化"的发展模式，集医疗、康复、养生、养老等为一体，把老年人卫生健康服务放在首要位置，将养老机构和医院的功能相结合，形成生活照料和康复关怀融为一体的新型模式。

WHO 总干事布伦特兰曾在世界老龄大会闭幕式上说："老龄化是人类最伟大的成就，也是最大的挑战。"而我们必须深刻认识到老龄化是未来社会的新常态，对我国这样一个人口众多的国家而言，既是挑战也是机遇。人口寿命的增长与医学界的努力密切相关，值得每个医务工作者引以为荣。作为老年医学领域的一分子，对人口老龄化带来的挑战和机遇应该树立信心、充分理解、积极准备、合理应对，为国家和社会的持续发展贡献自己的力量。

第三节 随年龄增长疾病频率的升高

衰老导致老年人的器官功能下降，生理性衰老与多种疾病改变相互叠加，加之社会和医疗因素，出现多种老年问题或老年综合征。老年人往往多种慢性病共存，个体健康状况差异性很大。

衰老是每个老年人都会发生的、与增龄相关的改变，并非疾病状态，但会受到生活方式、环境和疾病的影响。疾病可以加速衰老，出现"病态老龄化"；改善生活方式、完善老年健康服务体系可以促进"成功老龄化"。

老年病，也称年龄相关性疾病，多数慢性非传染性疾病（简称"慢性病"）均与增龄相关。慢性病是指至少持续1年的疾病或医学情况，需要持续治疗和（或）影响日常生活能力，既包括躯体疾病，也包括精神疾病，以及老年性痴呆、老年综合征等医学情况。近年来，老年病已经替代急性疾病，成为老年人的主要致死和致残病因。据2017年WHO报道，老年人死亡的主要病因是心脑血管疾病、恶性肿瘤和慢性呼吸系统疾病；老年人残障的主要病因是视力损伤、听力障碍、痴呆和骨关节病；在低、中和高等收入国家大致相同。

　　共病是指个体同时患有2种及以上慢性病，即多病共存。共病的表现形式既可以是多种躯体疾病共存，也可以是躯体－精神心理疾病共存、精神心理疾病叠加或疾病－老年综合征共存。高龄老年人的共病现象更加突出，特别是在高龄女性中。北京市3个社区的调查结果显示，老年人慢性病的患病率达91.7%，共病率达76.5%，患有≥3种慢性病者占54.9%，在这些调查中，还不包含老年综合征和精神神经问题。共病之间的关系可以互相关联，也可以互相平行、互不干扰。

　　按照疾病之间的关系可将共病分为两类。①并发症：共存疾病相互有一定关联性。医疗方案的方向一致，例如糖尿病、高血压、肥胖症相互关联，引起的血管硬化带来多个器官损伤。由于目前仍采用专科诊疗模式，各专科之间信息沟通不畅，容易造成重复检查和用药。分析共病的因果关系对于治疗有重要意义。②合并症：共存疾病相互关联性较弱，在个体中每种疾病的权重不同，如胃癌合并急性冠脉综合征；同一脏器也可发生共病，如冠心病与肺心病。各病治疗方案之间常有冲突，单病诊疗指南作用有限。多脏器功能不全也会带来治疗方案的冲突。

老年问题或老年综合征是指发生在老年期，由多种因素造成的一种临床表现（即老年问题）或一组综合征（即老年综合征），是衰老、躯体疾病、心理、社会及环境、医疗等多种因素累加的结果，即"多因一果"。老年综合征与其他疾病之间有重叠，寻找引起老年综合征的多个因素，并从中找出主要"犯罪"因素和可纠正因素，是老年科医生在鉴别诊断和治疗上区别于其他专科的特点。社区常见的老年综合征及老年问题有跌倒、视力障碍、听力障碍、疼痛、睡眠障碍、营养不良、肌少症、衰弱、抑郁、尿失禁、便秘、头晕、晕厥、痴呆、帕金森病、多重用药、物质滥用及受虐或受忽视等。住院患者常见的老年综合征有谵妄、压疮、进食障碍、制动、医疗不连续、终末期患者死亡质量差等。老年综合征会造成严重不良后果，如跌倒引起髋部骨折的1年内死亡率约20%，致残率50%。老年综合征发病率很高，跨越了器官和专科的界限，沿用传统的急性病、专科诊治模式往往不能解决，严重影响老年患者的日常生活活动能力和生活质量。

失能是指一个人在日常生活中基本活动能力或生活能力的丧失或受限。可从病损、失能和残障三个层次反映身体、个体及社会水平的功能损伤程度，是内在功能与外在环境作用的结果。内在功能包括体力和脑力两个方面，维护功能是针对老年患者的医疗决策最重要的出发点，是医护照料的宗旨。当内在功能不可逆减退发生后，需要提升外在环境来帮助其功能发挥。衰老、慢性病和老年综合征均可使老年人内在能力减退，最终导致日常生活依赖、照护需求增加。在高龄老年人中，功能正常者不足10%。在老年综合征中，步态异常、跌倒、视力障碍、听力障碍、抑郁、疼痛、痴呆和睡眠障碍对功能的影响最突出，衰弱被认为是失能前的窗口期，需要引起高度重视。

老年病管理要点包括预防、早期发现及干预、避免功能下降。老年病与不良生活方式（如运动少、摄盐多、吸烟、睡眠不足）有关，也与家族遗传有关。需要多维度的干预，包括行为、基因和积极的药物预防。少动、高热量饮食、高盐、烟酒、睡眠不足等生活方式可引起肥胖症、糖尿病、动脉硬化、高血压等，也与痴呆、肌少症、骨质疏松等发病密切相关。所以，健康的生活方式和药物预防对于多数老年病的管理都是适用的。慢性病是不可治愈的，晚期可发展为器官衰竭。最好的干预就是预防。重视生命早期的营养；培养健康的生活方式；强调终生健康管理，学龄期牙齿和视力保健，工作期定期体检和拥有专门的健康管理师，可以有效预防慢性疾病的发生。建议老年人进行年度体检，除了疾病筛查之外，还要评估视力、抑郁、记忆等老年综合征以及营养状态和跌倒风险等。早发现并纠正风险因素可以降低老年病的发病率，延缓其发展。老年病往往是不可治愈的，在疾病管理中始终要注意预防和治疗并发症，保护靶器官功能，监测重要脏器功能，连续性随访，同时用康复和营养来维护躯体功能，避免失能和社会隔离。

老年病虽与各系统疾病息息相关，但又自成体系，具有自身疾病特点。目前我国正处于人口老龄化阶段，由于老年人各系统器官功能逐渐退化，老年病的发病率与死亡率较高，因此，老年病的预防与治疗问题日益突出。维持老年健康是一项长期的系统工程，需及早排除影响健康的危险因素，有效预防或延迟机体的老化。防治原则是老而不病、病而不残、残而不废。高发的老年病有心血管疾病、呼吸系统疾病、恶性肿瘤等。心血管疾病具有"发病率高、死亡率高、致残率高、复发率高"以及"并发症多"的特点，老年患者因年龄增长、器官衰退、血管结构改变等生理性隐患因素，容易发生各种心血管病变，危害身体健康；另外，年龄、吸烟、酗酒、动脉粥样硬化、高血压、高脂血症及糖尿病也是老年心血管疾病发病的危险因素，应进行相应控制，减少老年心血管疾病的发生。老年患者一旦出现心血管疾病将严重影响生活质量，情绪不稳定、失眠、胸闷、疲劳等问题接踵而至，且因老年患者的免疫力差，常导致病程长、发病急、病情进展快、反复发作、合并多系统病理改变等问题。呼吸系统疾病是老年人常见的内科疾病，发病率高，如支气管炎、哮喘、支气管扩张等，患者也经常会出现咳嗽、咳痰、胸闷等。据调查显示，老年人群中有 18%~38% 存在呼吸系统疾病。随着老年患者机体功能的逐渐衰退和体质的衰弱，呼吸系统疾病的病情会逐渐恶化、反复发作，极易形成并发症，严重影响患者的身体健康、心理状态和生活质量。长期观察发现，老年呼吸系统疾病中较大一部分疾病的病情为进行性发展，如慢性阻塞性肺疾病、肺癌等，这些疾病治疗周期较长，机体营养消耗较大。恶性肿瘤在全球范围内高发，其致死人数约占所有死亡人数的 1/6，早期通常无明显症状，绝大多数患者发现时已到晚期，且多伴随其他症状，严重影响老年人的生活质量。化疗是老年恶性肿瘤患者综合治疗的重要方式，化疗经常导致消化道不良事件，例如恶心、呕吐等，严重情况下还会抑制骨髓造血功能，降低患者免疫功能。不良事件的发生会严重影响患者的生活质量及整体预后效果。对老年恶性肿瘤化疗患者辅以肠内营养支持，可明显降低患者化疗过程中不良反应及相关风险事件的发生率，同步改善患者基本营养状况及免疫状况，提高患者生活质量，值得临床推广。

第四节　老年状况的开始

从社会层面上讲，老年状况是指人们到达一定的年龄，我国法律规定 60 周岁以上即可定义为老年人。在我们的日常生活中，提到老年人，脑海中浮现的形象也是年纪大、头发花白、步履蹒跚、眼花耳鸣等特质。我们将用科普的方式从医学角度向大家介绍老年状况的开始，首先要说的是最容易让人误解，也是我们在日常生活中最常见的一个误区，老年状况并不是只出现在超过 60 周岁的老年人身上，换句话说，身体的各个器官并不是从 60 岁才开始衰老的。随着现代社会生活节奏的加快，很多人在各方面的压力下形成了长期熬夜、暴饮暴食等恶习，过度的体力、脑力劳动更是加快了身体功能的衰退。因此，在 40 岁以后，很多人就发现自己的身体出现了明显的变化，各项功能在逐渐下降，整个人看起来显得非常憔悴苍老，成为医学概念中的"老年人"。但由于个人体质、生活环境以及对身体的重视程度等不同，每个人的身体状况步入老年的时间有所差异，主要体现为生理、心理两方面的变化。

一、生理上

（一）皮肤变得松弛

随着年龄的增加，老年人新陈代谢减缓，使得毒素沉积、胶原蛋白流失、肌肉萎缩，因此皮肤显得暗淡无光。此外，不少老年人的睡眠时间和质量都有一定程度的下降，这都会对皮肤造成不利影响。其次，老年人的骨骼也会发生一些变化，如骨骼形状会变得棱角分明，而皮肤、肌肉、韧带都附着在骨表面，因此骨骼的变化也是皮肤衰老的原因之一。皮肤松弛后眼部、颈部容易出现细纹，少部分人还会出现皮肤异常干燥等表现。

（二）毛发变白

随着年龄的不断增长，人体的各项功能逐渐减退，机体的新陈代谢速度逐渐减慢，导致黑色素生成减少、毛发获得营养减少，进而出现毛发变白的情况。步入老年，人在情绪上也会发生变化，机体各项功能的下降会让人一时难以接受，从而产生长期抑郁不欢、忧思过度、紧张、惊恐等情绪，这会让我们的大脑出现供血不足，而人体的营养是通过血液来提供的，所以毛发就会变白。中医讲肾藏精，开窍于耳，其华在发，故毛发是肾之精华，头发的生长情况能够反映肾脏功能的强弱。肝藏血，发为血之余，气血同源，头发的生长需要血液的滋养，肝脏功能减弱，藏血不足，也会导致毛发的失养。因此肝肾不足，不能化生阴血，阴血亏虚，就可能导致人体毛发失养，出现须发早白、干枯、脱落的现象。

（三）视力下降

随着年龄的增加，眼睛中的晶状体会逐渐老化、浑浊、屈光不正，进而出现视力下降。老年人是高血压、糖尿病等疾病的高发人群，这些慢性病会导致视网膜病变，从而出现视力下降。中医理论讲"五脏六腑之精气，皆上注于目而为之精""人身元神出入目中，五脏精华亦聚于目"，中医认为眼睛是脏腑气血的外在呈现和输注。《灵枢·大惑论》云"精之巢为眼""骨之精为瞳子"，肾主骨，故肾之精上注而成瞳子；"筋之精为黑眼"，肝主筋，故肝之精上而为黑眼；"血之精为络"，心主血，心之精上为血络；"窠气之精为白眼"，肺主气，气之精而为白眼；"肌肉之精为约束"，脾主肉，脾之精而成眼睑肌肉。即脏腑精气相聚于眼，由此可知，眼睛的发病与五脏六腑有很大关系，人衰老后，五脏六腑的功能均会下降，所以视力亦会有所下降。因此，我们在日常生活中要注意调摄五脏六腑。

（四）牙齿易脱落

随着年龄的增长，人体的各项功能逐渐衰退，很容易引起牙龈萎缩，严重者还会出现牙齿脱落的现象。老年人由于身体抵抗力的下降，还容易出现牙周病，如牙周炎、牙周萎缩、牙龈炎等疾病，这些都会引起牙齿的脱落。在中医看来，齿为骨之余，全身的骨骼良好，骨髓充足，牙齿才会健康。肾主骨生髓，所以骨骼的健康与否又取决于肾，而步入老年，肾脏功能下降，肾精亏虚，肾气不固，牙齿就会松动，易于脱落。其次，中医认为牙龈与胃的关系较为密切，胃阴不足，不能生津，即不能很好地濡养牙龈，因此，脾胃功能减弱，也会对于老年人的牙齿产生不利影响，造成牙龈萎缩等，从而导致牙齿易于脱落。

（五）睡眠质量下降

老年人失眠是常见的生理现象，与激素水平的下降有关，若无法维持正常的睡眠，还要注意是否有病理性因素。老年人各个器官功能下降，会诱发多种老年病。其中，失眠就可以继发于多种疾病，如心肺功能下降引起的心脏病、肺部疾病，或骨关节病的疼痛等。中医理论讲到"阳入于阴则寐"，由此可知，睡眠质量与人体的阴阳平衡有着极大的关系。卫气运行学说认为"营卫之行，不失其常，故昼精而夜寐"，卫气运行于阴经及五脏而发生睡眠，卫气来源于水谷精微，脾胃化生水谷精微，老年人脾胃功能减弱，水谷精微化生不足，会导致睡眠质量下降。另外，中医藏象理论认为心主神志，寐以心神为主宰，神静则寐，老年人不可避免地心神减退，主神志的作用也减弱，因此老年人会发生睡眠质量下降的情况，出现入睡困难、睡中易醒、多梦、起床时间提前、睡眠时间明显减少的表现。

（六）记忆力下降

人在衰老后会出现记忆力减退、健忘、注意力不能正常集中等症状；记忆力和脑髓有很大关系，老年人由于肝肾精血虚或肝气郁滞无力推动血行而气滞血瘀，两者皆可导致气血不能正常充养于脑，脑髓空虚而致记忆力下降。其次，由于年迈脾肾亏虚，命门火衰，加之饮食失调，损伤脾阳，致使脾胃生化功能减退，气血不足导致髓海空虚，心神失养，或由于脾胃功能减弱，失于运化，精液运行不畅，聚而为痰，蒙蔽头窍使得神明不清，记忆力下降，或痰阻络脉致血瘀，气血运行不畅，不能上荣于脑窍，致使记忆力减退。由此可知，记忆力的减退可由虚实两种情况造成，但从根本上来讲，不论痰阻还是血瘀，都是肝脾肾功能衰退导致的，所以记忆力减退的原因还是年迈体虚、身体功能下降。

（七）骨关节退变

随着年龄的增长，步入老年后，人体关节内的骨骼会出现老化的现象，主要表现为骨质的增生和退变，也可能会发生骨性关节炎。其次，老年人行动较为缓慢，慢性负重活动会加重骨关节的老化。而老年人胃口变差，食欲缺乏，营养供应不足，导致体内钙质的摄取减少，加速骨关节的退化。在中医理论中，骨与肾、肝、脾、胃等脏腑器官有着密切的关系，肾主骨生髓，肝藏血，肝肾同源，肝肾亏虚，骨关节就会不可避免地发生退变。脾胃为后天之本，主运化水谷，为气血生化之源，肾中精气的充足需要脾胃运化营养供应，气血精液对于骨骼有着重大的影响，精血同源，循环于周身，外养皮肉筋骨，内灌五脏六腑，骨骼的正常功能需要气血精液输布提供。人衰老后，脾、胃、肝、肾都会发生一定程度的亏损，以上脏腑功能退变，使得全身多个部位的骨关节出现退行性病变，主要表现为关节疼痛，无法进行剧烈运动，严重者在进行日常活动时也有困难。

（八）消化功能减弱

中医理论讲脾胃为后天之本，进入老年后，身体各个器官功能开始衰退，加之饮食不节、劳累过度、久病耗伤等常见原因，脾气会变得虚弱，无力运化水谷，消化功能会出现不同程度的减弱，临床表现为平素食欲减退、经常嗳气、食后易泄、大便稀溏、腹胀不舒、面色萎黄、神疲乏力等症状。

（九）心肺功能下降

老年人随着年龄的增大，肺部老化，弹性回缩力下降，肌张力减退，使其肺活量呈现进行性下降。在步入老年后，每个人都会丧失一些心脏泵血功能，即增龄所导致的心脏退行性改变。中医理论认为，人体是一个以脏腑经络为核心的有机整体，因此，心肺功能的下降与其他脏腑有着必然的联系。心主血，血液由水谷精微所化生，而水谷精微又依赖于脾胃的运化功能。中医学中肺的主要生理功能是主气、司呼吸，主宣发肃降，通调水道，朝百脉。心肺之间的病理生理关系主要体现在心主行血和肺主呼吸之间的关系，血能行气，而老年人脾胃虚弱，生化乏源，心血不足，则气不足。因此，人衰老后心肺功能逐渐下降，导致肺活量不足，运动耐力下降，表现为稍有运动即气喘吁吁，甚至汗出；或表现为心力衰竭，出现活动耐力逐渐下降，胸闷气短，喘息，严重者可出现双下肢水肿，端坐呼吸。

（十）性欲低下

老年人年老体虚，随着性器官及其相关内分泌腺的老化和衰退，性功能自然也会下降。中医理论中，肾主前后二阴，因此性功能与肾脏直接相关，肾功能下降，肾精亏虚，肾气不固，肾阳不足，不能很好地温煦和供养生殖器官，导致气血运行不畅，而出现性欲低下。其次，在中医的经络理论中，肝经运行经过阴器，同时，中医理论中有肝肾同源一说，许多老年病症的治疗也会寻求肝肾同治，因此肝脏功能下降，肝主疏泄的功能减弱，导致气血运行不畅，也会影响到性欲。步入老年，肝脏、肾脏功能通常一荣俱荣，一损俱损，肝肾亏虚，性欲下降，性生活的次数也会明显减少。

二、心理上

（一）适应性减退，不愿接受新事物

老年人随着年龄的增大，并不像大部分青年人一样对社会上出现的新事物有着浓厚的兴趣，对于新兴事物和观念的接受度也不高，对于先前形成的观念、习惯、作风有保守倾向，往往更倾向于保持现状、

不愿改变，如我们现在基本上都是使用手机支付、网上购物等，但许多老年人还在坚持使用现金、线下购物的方式。

（二）爱回忆往事

老年人会出现记忆力下降的现象，通常不记得近期做过的事，但神奇的是，许多老年人对于很久以前发生的事情印象深刻，喜欢怀旧，回忆美好的往事，例如许多老年人常常记不清 1 周前发生的事情，而对于几十年前发生的一件小事却记得清楚，他们常常回忆自己童年的经历，或者自己奋斗的青年时期，有一句话叫"人是靠着美好的记忆活着的"，这对于老年人来说更是如此，他们用一生创造了无数美好的回忆，进入老年后身体状态每况愈下时，变得非常喜欢回忆往事。

（三）活动性减退

老年人随着年龄的增加，生理功能的衰退，身体的各项功能下降，活动性自然也会减退。筋骨肌肉不仅都对人的活动性有很大影响，生理功能衰退所造成的身体活动性减退也会影响到老年人的心理。老年人动作变得不灵活，增加了摔倒的风险，甚至许多有疾病的老年人需要依靠别人的帮助才能进行正常的活动，这就使他们更加不愿意进行活动，让本就不灵活的身体更加迟缓。此外，老年人注意力不能有效集中，思索起来也比较慢，这也在一定程度上导致了老年人的活动性减退。

（四）焦虑多疑

由于老年人身体变得衰弱，一定程度上使得心理焦虑，多疑多忧，他们会害怕因为自己身体的衰弱跟不上时代的步伐，也会害怕自己给别人带去麻烦，会因为想的事情比较多或者因为其他方面的各种压力而变得焦虑多疑，如老人在医院看病时，通常弄不清很多复杂的程序，也会一直询问医生，这时他们就会十分焦虑。老年人的焦虑多疑常常表现为忧心忡忡，坐立不安，或经常性自责，无缘无故发脾气等。

（五）强烈的孤独感

人到老年，虽然害怕纠纷，但也时常感到孤独，首先在自己的生活轨迹上，老年人进入退休期，生活方式和以往大大不同，因此，许多老年人会不习惯这一改变，从而产生强烈的孤独感；其次，在与家人的相处上，子女忙于工作，通常会疏忽对于老年人的陪伴与关照，而老年人生理的衰弱也会增加这种孤独感，表现为渴望家人、朋友的陪伴。老年人可以通过锻炼、参加社区活动等方式排解孤独感。

（六）追求安心和舒心

老年人由于身体健康状态的下降，精力的不足，早已没有了年轻时的激情，凡事只追求安心即可。不愿意去进行一些冒险的事情，也不会做高强度的运动。例如，老年人在理财上更愿意选择稳健的方式，老年人的锻炼方式也常是打太极、跳广场舞等节奏比较慢的、没有危险的运动。

第五节　老年人的死亡原因

老年人的死亡原因可分为自然死亡和意外死亡两种，其中自然死亡又分为衰老死和疾病死。

一、自然死亡

（一）衰老死

步入老年，脏腑功能逐渐减弱至消失，全身各个系统无法维持正常的生理功能，生命体征因此会逐渐减弱。在衰老死亡之前，由于全身神经肌肉功能的丧失、心力衰竭、血液循环系统障碍，会出现大小便失禁、胡言乱语、手足冰凉等前兆症状。

（二）疾病死

疾病死有许多种，也是大部分老年人的死亡原因。研究显示，排在首位的疾病死亡原因为中风，即现代医学中的脑梗死和脑出血，其次为冠状动脉粥样硬化性心脏病（简称冠心病）和癌症。下面我们具体阐述一下导致死亡的 3 种疾病的主要病因、症状及预防举措。

1.中风

在中医学，中风多为气血逆乱、脑脉痹阻或血溢于脑所致。以突然昏仆、半身不遂、肢体麻木、舌謇不语、口舌歪斜、偏身麻木等为主要表现。由此可见，中风多责之于气血逆乱，主要由情志郁怒、饮食不节、气候变化、劳累过度等引起。这些病因都是可以及时预防的，平时要注意情志的调畅，保持心情愉悦，注意饮食规律，避免暴饮暴食、过食油腻等，适度休息，避免劳累过度。当老年人出现以下先兆症状时，需特别关注身体状态的变化，必要时应前往医院做进一步检查。

（1）头晕：特别是突然发生的眩晕。

（2）头痛：与平日不同的头痛，即头痛突然加重或由间断性头痛变为持续性剧烈头痛。

（3）肢体麻木：突然感到一侧面部或手足麻木，有的为舌麻、唇麻或一侧上下肢发麻。

（4）乏力：突然一侧肢体无力或活动不灵活，时发时停。

（5）言语不利：暂时的吐字不清或讲话不灵。

（6）跌倒：突然出现原因不明的摔倒或晕倒。

（7）意识状态改变：精神改变，短暂的意识丧失，个性的突然改变和短暂的判断或智力障碍。

（8）嗜睡：出现嗜睡状态，即整天昏昏欲睡。

（9）黑蒙：突然出现一过性视物不清或自觉眼前一片黑蒙，甚至一过性失明。

（10）呕吐：恶心、呕吐或呃逆，或血压波动并伴有头晕、眼花、耳鸣。

（11）肢体抽动：一侧或某一肢体不由自主地抽动。

（12）出血：鼻出血，特别是频繁性鼻出血。

2.冠心病

冠心病是冠状动脉血管发生粥样硬化病变而引起的血管腔狭窄或阻塞，造成心肌缺血、缺氧或坏死而导致的心脏病。冠心病是一种长期的慢性疾病，不良的生活、饮食习惯，长期的高盐、高脂饮食，大量吸烟、饮酒，经常熬夜，有焦虑和抑郁情绪，体型比较肥胖，高血压、高血脂、高血糖等，均是罹患冠心病的危险因素。因此，冠心病的预防是非常值得重视的，应保持健康的饮食、生活习惯，保持心情愉悦，尽量戒烟戒酒，注意及时治疗高血压、高血脂、高血糖等。冠心病的先兆症状有以下几个特征。

（1）胸痛：胸部疼痛，伴有明显的压迫感和紧绷感。

（2）心悸：发作性的心慌、不安，伴随心跳剧烈，不能自主呼吸。

（3）胸闷：主要表现为胸骨后憋胀，要注意与胃痛和背痛鉴别，通常活动后加重，休息后缓解。

（4）气短：常与胸闷、心慌同时出现，感觉到空气不够用，同样是在活动时加重，停止活动后症状减轻。

（5）头晕：一过性头晕，持续时间并不会太久，并伴随视物不清，视物模糊，眼前黑蒙，甚至出现恶心呕吐的症状，休息后可以得到一定程度的缓解。

（6）乏力：全身乏力的症状一般容易被忽视，然而，心功能不全、心脏供血不足就会出现全身乏力的症状，会与胸闷气短等症状同时出现。

（7）上腹部胀痛不适：有的老年人会出现上腹部不适所表现出的恶心呕吐症状，容易被误以为是胃肠道疾病。如出现以上先兆症状时，应及时检查寻找病因，给予重视，及时去医院检查。

3. 癌症

癌症是一种不治之症，其对身体的危害令人闻之丧胆，是大多数人意识中最可怕的一种疾病。癌是指起源于上皮组织的恶性肿瘤，其发生是一个多因子、多步骤的复杂过程，分为致癌、促癌、演进三个过程，与吸烟、感染、职业暴露、环境污染、不合理膳食、遗传因素密切相关。癌症的预防较为困难，主要应注意家族史，如家族中有癌症患者，应定时体检，并避免吸烟和接触污染环境。癌症的先兆症状包括以下几个方面。

（1）乏力：不明原因的乏力，多种癌症都可能导致这种症状，睡眠休息充足，仍感觉虚弱和疲劳。

（2）消瘦：短时间内体重急剧下降，往往是癌症的第一信号，不运动、不减肥，体重却莫名下降 10%。

（3）频繁发热或感染：体内感染会导致发热，不明原因的持续发热则可能是淋巴癌等癌性病症的征兆。白血病还可能导致反复感染、疲劳、疼痛及其他流感样症状。

（4）异常肿块：乳房、睾丸、腹股沟、颈部、腹部、腋下或其他部位出现异常包块。

（5）异常出血：尿中带血既可能是尿路感染，也可能是膀胱癌或肾癌的症状。便血既可能是痔疮，也可能是肠癌的症状。女性绝经后出现不规则阴道出血可能是子宫内膜癌的症状。

由此可知，当老年人出现以上症状时，应当引起注意，及时就医。

二、意外死亡

意外死亡是老年人不可忽视的重要死亡原因，其中最值得注意的是跌倒。跌倒是老年人的首位意外死亡原因。老年人机体功能减弱，关节功能退化，还可能伴有视听障碍，这都是其跌倒的高危因素。对于意外死亡，最好的方法在于预防，可以多观察老年人的行动，行动不便者配备拐杖或轮椅，视力不佳者配备老花镜，听力不佳者配备助听器等。

第六节　老年人群的多样化研究

自我国进入老龄化社会以来，有关老年人的研究逐年增加。这些研究的一个明显特点是：宏观层面的研究居多。研究者通常将老年人看作是具有同质化的一个群体，重点探讨其共性的一面，如研究全国或某一个区域老年人的体质现状和对策等。尽管这些研究结果对进行宏观调控有着一定的参考价值，但是如果把研究重点过度地集中在群体的共性方面，往往容易忽略对个体特征的关注，从而导致相关政策的制订过于抽象，有关措施的实施缺乏针对性，出现试图用"一把钥匙打开千把锁"的现象。

目前，我国人口老龄化进程不断加速，老龄化社会特有的问题进一步凸显，因此有必要扩大老年人群的研究视野，增加研究深度，为应对人口老龄化提出更加切合实际、有效合理的对策。为此，本节将论述老年人群的多样化，就这一人群的相关理论问题进行较为深入的探讨，以期为构建多元化的老年人群的综合评价体系提供理论支撑。

一、老年人群多样化的形成因素

（一）性别差异

毫无疑问，性别差异是不可忽视的一个原因，在诊治过程中对男性与女性采取针对性的治疗，会取得更好的治疗效果。老年男性和老年女性在性格上、心理上有明显的不同，例如女性更愿意参与社会活动以释放压力和情绪，喜爱跳广场舞就是很好的证明。研究表明，老年男性比老年女性更容易心理脆弱，更容易产生孤独感、抑郁、易怒、偏执等心理状况。因此，在医治老年男性时，应转变男性心理素质更强的观点，尽量维护其自尊心、多进行交流。儿女们也要学会关心老年人，经常通过打电话、视频通话、面对面的交谈等方式与自己的父亲进行沟通和交流。老年夫妻之间也要互相关心、爱护，使得老年生活更加幸福美满。

（二）年龄差异

通常情况下，60岁以上称为老年人，但又分为不同阶段，一般60~74岁称为"青年老人"，75~84岁称为"老年老人"，而85岁以上称为"高龄老人"。虽都称为老年人，但不同年龄段还是要分开对待。60~74岁的老年人处于健康活跃期，可自由活动，此时心理慰藉服务要求更高，追求更多精神的满足；75~84岁处于半自理自立期，身体功能下降，对基础照护服务需求较高；85岁以上处于照顾关怀期，此期行为缓慢，老年人除了较高的基础照护需求，康复理疗需求也较前两个阶段的老年人高。例如，80岁以上的老年人自理能力低于80岁以下的老年人，即80岁以上高龄老年人的日常照护需求高于80岁以下年龄段的老年人。将老年人阶段再细化还有利于制订更有针对性的治疗方案，提高临床疗效。

（三）经历差异

人在年轻的时候受各自家庭和学校的影响较大，与外界的接触不是很多，而社会、环境对每个人的影响并不多，因此小的时候往往都很纯真。但随着年龄的增长，我们离开家庭和学校的庇护，遇见的人、经历的事千差万别，因此看待人和事物的眼光、理解世界的方式也就慢慢发生改变，或变得圆滑，或保持纯真，直至老年，历经沧桑，就有了各自不同的特点。了解老年人的人生经历，对其进行相应的护理、治疗等，会得到不一样的结果。但绝不可以在了解了老年人的社会地位、经济条件等后，在心理上区别对待，作为医务工作者，要对所有患者一视同仁，这也是我们为人的基本素养。

（四）环境差异

所处环境的不同，是导致老年人群多样性的一个原因。而最大的、最明显的环境差异就是城市和农村。城市的老年人一般都有退休金，可以衣食无忧。而农村的老年人现在虽然每月可以领到二三百元的养老补助，但这远远不够他们的生活开支，农村的老年人仍需要劳动来获取收益。

因为收入的明显差异，两个群体的老年人虽然都喜欢早起和早睡，但原因不同。城市的老年人早起是去公园散步或去超市抢购便宜的蔬菜，而农村的老年人早起是为了趁着凉快多干一些农活。城市的老年人早睡是为了养生，而农村的老年人是为了养足精神，为第二天的农活储备更多的精力。

随着综合国力的提升，改革开放的不断深入，我国吸引了越来越多的国际友人。他们有的来中国旅游，有的被中国的山河美景、悠久历史、安定的社会环境所吸引，定居或移民我国。长此以往，不可避免地会有国外的老年人生病就诊。因此，还有一个原因是国别的不同。国外的老年人和国内的老年人显然在生活方式、思想层面、身体状况等方面有着明显不同，因此在给他们诊病时必然存在差别。

二、辨体辨证合理干预

了解老年人之间存在差别的原因是非常重要的，但具体不同点需要我们认真分析，以便于在面对不同类型老年人时，根据他们的各自特点对症下药，达到最好的治疗效果。老年人的身体功能虽然都有退化，死亡原因也相似，但在具体状态上却有很大的不同，所以要对老年人的疾病表现、躯体功能、营养状态、社会支持、认知功能、心理功能、疼痛、睡眠等综合功能进行评估，可以分为生理和心理两个方面。

（一）生理上

每个人的体质不同，有的老年人平时注重养生与锻炼，在步入老年后，体质就相对较好；如果不注重锻炼，身体状态就会衰退得更加明显。因此，在同样的年龄，即使罹患同样的疾病，人的身体状态却不尽相同。

（二）心理上

老年人的社会地位、经验阅历、性格观念等不同，因此心理状态也不同。例如，在面对同一种疾病时，有的老年人乐观对待，而有的老年人消极对待，这对疾病的预后有着直接的影响。

三、老年人群多样化的分类

老年人群的具体差异可分为以下几个方面。

（一）疾病状态

身体完全处于健康状态的老年人几乎不存在，每个老年人都有着或多或少的疾病，表现也有所不同，可有病情轻重缓急、是否对日常生活造成影响之分。同种疾病在不同人身上常会表现出不同的症状。

（二）躯体功能

每个老年人因身体素质、日常锻炼等的不同，躯体功能也不同，如患有关节疾病，躯体功能就会明显下降。躯体功能的评估包括以下几个方面：肌力（四肢、颈部和躯干肌）评定、关节活动度评定、痉挛评定、感觉评定（包括疼痛评定）、协调与平衡功能评定、日常生活活动能力评定、步态分析、神经电生理评定、心肺功能评定、泌尿和性功能评定等。

（三）营养状态

营养状态可分为三种。

1.营养良好

眼睑、口腔黏膜红润有光泽，皮肤光泽、弹性良好，肌肉结实，指甲、毛发润泽，肋间隙及锁骨上窝深浅适中，肩背部和股部肌肉丰满。

2.营养不良

皮肤黏膜干燥、弹性降低，皮下脂肪菲薄，肌肉松弛无力，指甲粗糙无光泽、毛发稀疏，肋间隙、锁骨上窝凹陷，骨骼嶙峋突出。

3.营养中等

介于两者之间。

这种分类方法可以评估每一位老年人的营养状态。

（四）社会支持

老年人的社会关系网不同，因此获得的社会支持也不同。此时，需格外关照独居及孤寡老年人的身心状态，帮助他们使疾病更好得到恢复。

（五）认知功能

认知功能是大脑反映客观事物的特征、状态及其相互联系，并揭示事物对人的意义与作用的判断能力，是一种高级心理功能。人在进入老年时期后，肝肾亏虚，髓海不足，可造成认知功能低下，包括记忆力减退、注意力不集中等。每位老年人脏腑功能亏虚的程度不同，认知功能减退的程度也不同，需进行专业评估。

（六）心理功能

医学上的心理功能主要体现在焦虑抑郁状态上，心理功能与社会支持密切相关，家人、朋友的关心和爱护对老年人的心理功能有很大的帮助。此外，心理功能还与老年人的阅历及性格有关。

（七）睡眠、食欲等基础生理功能

睡眠、食欲等基础生理功能与老年人所患的疾病相关，如消化系统疾病会直接影响食欲，神经系统疾病会直接影响睡眠等。

（八）性格

性格有恬淡型、奋发型、娇弱型、自卫型、自责型、堕落型、抑郁型等。造成不同性格的原因有：①体能的衰退与疾病的增加限制了老年人接触社会的机会。②亲朋故友的辞世带来生活上的孤独、心理上的空虚和死亡的预感。③人年老后大脑均有不同程度的萎缩，这自然会影响其高级思维活动及精神状态。④过去岁月中未解决的矛盾很可能引发老年人无尽的沮丧与悔恨，如以往疏忽了对子女的教育与感情投资等。为了最大限度地使老年人安享晚年，并发挥老年群体的光和热，我们不仅要分析老年人的性格类型和成因，更要对其中一些不良性格的矫治多动脑筋，使老年人摆脱孤独与自卑，对生活充满信心。

（九）听觉功能

机体衰老是人类生命过程中的必经阶段，听觉器官与其他器官一样，随着年龄的增长而发生衰老性退变，最终形成老年性聋。但老年性聋发生的年龄、发展速度和程度存在很大的个体差异，其原因目前尚不十分清楚。但我们知道耳蜗电图和听性脑干反应可分别准确反映耳蜗和听觉中枢的功能状况。因此，通过对健康老年人的耳蜗电图和听性脑干反应进行测试，进而探讨引起老年人听觉功能个体差异的病理生理学基础，以此为老年性聋的预防和诊治提供理论依据。有研究表明，引起老年人听觉功能个体差异的原因主要是遗传基因不同，也有研究显示，其他一些因素如饮食、环境、精神压力和老年性疾病等对老年人的听觉也有一定的影响。

老年群体是个体差别最大的一个群体，因此，对这一群体进行深入研究，了解他们之间有何不同以及为何不同是非常有必要的，是应对社会老龄化的必要准备。老龄化社会已经到来，更加细致地分析老年人群的多样化，有助于对这一群体实施个体化诊治，取得最佳疗效，在一定程度上提高他们的生活质量。

第二章
老年综合评估

　　随着国民经济的发展，人民生活水平的不断提高，人均寿命的不断增加，老年人口占总人口的比例也逐年上升，他们的健康问题日益引起社会各界的关注。在医学领域，老年人不论在心理上还是生理上都是一个极其需要特别关注的人群。"老"常与"病"相连，人进入老龄阶段，除了衰老带来的生理病理变化，还容易罹患多种慢性疾病，继而出现一系列老年问题或老年综合征，如衰弱、跌倒、步态异常、尿失禁、慢性疼痛、睡眠障碍、多重用药、营养不良、痴呆、抑郁等，这些问题或疾病会使老年人出现不同程度的身心功能损伤，严重影响其独立生活能力。因此，临床上诊治老年患者时，不仅需要关注他们某个器官的疾病，还应综合全面地评估他们的功能状况和生命质量，即进行老年综合评估（comprehensive geriatric assessment，CGA）。

CGA 是现代老年医学的核心技术之一，指采用多维度跨学科的方法，从疾病、认知、情感、生活能力、生活环境、社会支持系统等多个层面对老年患者进行全面评估，以此制订包括预防、保健、医疗、康复和护理等方面的个体化治疗计划，从而最大限度地改善老年人的躯体功能，以提高其生活质量。

CGA 的内容包括一般医学评估（常规的病史采集、体格检查和各种实验室检查、影像学检查等）、躯体功能状态的评估（日常生活能力、跌倒风险、平衡与步态、视力与听力状况、吞咽功能、运动能力等）、精神心理评估（认知功能、焦虑、抑郁、谵妄等）、社会经济状况评估（社会参与、社会支持系统、经济状况、文化、人际关系等）、环境健康评估（居住环境、社会环境、精神环境、文化环境等）、生活质量评估（生活质量、生活满意度、幸福感等）。

CGA 的评估内容多样，应用范围广泛，社区、医院、护理养老机构和患者家庭中均可实施。该评估由老年科医师、营养师、护师、药师、康复治疗师、心理咨询师等组成的跨学科团队进行问卷调查和多学科综合分析，根据老年人的实际情况，制订系统全面、切实可行的防治计划。评估的对象没有明确界定的标准，但一般认为，完全健康或相对年轻的老年人、疾病终末期完全卧床的老年人、严重痴呆或完全功能丧失的老年人，开展 CGA 的意义不大。

CGA 突破了传统评估方法中仅针对疾病本身评估的局限，从"以疾病为中心"的传统评估转变为"以患者为中心"的综合评估，收集功能状态、心理健康、社会支持等多方面信息，从多个维度进行全面评估，能及早发现个体的潜在问题，提高疾病的诊断准确率，帮助患者尽早实施全面干预措施和管理计划来预防和延缓不良健康问题恶化，最大限度地改善或保留老年患者的功能状态，提高他们的生活质量，指导临床专科决策，促进分级诊疗与连续性健康管理，推进新型老年医疗服务体系建设，以降低医疗成本，促进医疗资源的合理利用。

第一节　老年人功能状态评估

躯体功能是指个体能够维持独立活动的能力，包括日常生活能力、移动/平衡能力、理解/交流能力等。由于衰老和疾病的影响，我国约20%的老年人有不同程度的躯体功能下降或障碍，甚至完全失能，需要家庭和社会的照料，严重影响老年人的独立性和生活质量，这一现状还与跌倒、残疾、住院，甚至死亡等不良健康事件相关。因此，对老年人进行躯体功能的评估能够补充传统医学疾病诊疗的不足，更准确地反映老年人的功能状态，以延缓其功能下降进程，纠正或改善如营养不良、尿失禁、肌少症、衰弱等老年问题，提高老年人的晚年生活质量和幸福指数。躯体功能状态的评估是 CGA 的重要内容之一，常采用自我评价或直接测量的方法来评估老年人执行日常生活活动、社交、娱乐和职业等能力，以明确老年人躯体功能方面所具有的能力和存在的问题，便于制订个体化防治目标和计划。功能状态评估的内容主要包括对日常生活能力、跌倒风险、平衡与步态、握力、吞咽能力、视力和听力等躯体基本生理功能的评估。下面介绍一些常用的功能状态评估方法。

一、日常生活能力评估

个体日常生活能力的评估分为 3 个层面：基本日常生活活动能力（activity of daily living scale, ADL）、工具性日常生活活动能力（instrumental activity of daily living scale, IADL）和高级日常生活活动能力（advanced activity of daily living scale, AADL）。

（一）ADL

ADL 用于评估老年人维持基本生活活动所具备的自我照料能力，包括进食、洗漱、洗澡、穿衣、修饰、如厕和移动能力。ADL 不仅是评估老年人功能状态的指标，也是评估其是否需要补偿服务的指标。常用的评估方法有 Lawton 工具性日常生活活动量表、Katz 日常生活功能指数评价表、Barthel 日常生活功能量表（Barthel 指数）等。目前国内多采用 Barthel 指数进行 ADL 的评估，包含对患者本人的进食、洗澡、修饰、穿衣、大小便、如厕、移动、修饰、活动和上下楼梯 10 项能力的评估，满分为 100 分，分数越高，独立生活自理能力越强，依赖性越低。

表 2-1-1　Barthel 日常生活功能量表（Barthel 指数）

项目	评分标准	得分
1. 大便	0= 失禁或昏迷 5= 偶尔失禁（每周 <1 次） 10= 能控制	
2. 小便	0= 失禁或昏迷或需要人导尿 5= 偶尔失禁（每 24 h<1 次，每周 >1 次） 10= 能控制	

（续表）

项 目	评分标准	得 分
3.修饰	0= 需帮助 5= 独立洗脸、梳头、刷牙、剃须	
4.如厕	0= 依赖别人 5= 需部分帮助 10= 自理	
5.进食	0= 依赖别人 5= 需部分帮助（夹菜、盛饭、切面包） 10= 全面自理	
6.移动	0= 完全依赖别人，不能坐 5= 需大量帮助（2人），能坐 10= 需少量帮助（1人）或指导 15= 自理	
7.活动 （步行）	0= 不能动 5= 在轮椅上独立行动 10= 需1人帮助步行（体力或语言指导） 15= 独立步行（可用辅助器）	
8.穿衣	0= 依赖 5= 需一半帮助 10= 自理（系、开纽扣，关、开拉锁和穿鞋）	
9.上下 楼梯	0= 不能 5= 需帮助（体力或语言指导） 10= 自理（可独立借助辅助工具上楼）	
10.洗澡	0= 依赖 5= 自理	
总分		

评分说明：总分为0~100分，0~20分表示极严重功能缺陷，25~45分表示严重功能缺陷，50~70分表示中度功能缺陷，75~90分表示轻度功能缺陷，100分表示ADL能自理。

（二）IADL

IADL 用于评估老年人在家中或住所内独立生活所具备的自理能力，如购物、家庭清洁和整理、使用电话、做饭、洗衣、外出旅行等复杂的日常或社会活动。评估常用 Lawton 工具性日常生活活动功能量表，具体包括使用电话能力、上街购物、备餐、整理家务、洗衣服、使用交通工具、个人服药能力、理财能力共 8 个项目，每个项目也分为独立、需要帮助或依赖他人 3 个水平，总分 8 分，8 分表示 IADL 正常。

表 2-1-2　Lawton 工具性日常生活活动功能量表

项目	分类	评分	得分
使用电话能力	1. 独立使用电话，包含查电话簿、拨号等	1	
	2. 仅可拨熟悉的电话号码	1	
	3. 仅会接电话，不会拨电话	1	
	4. 完全不会使用电话	0	
上街购物	1. 独立完成所有购物需求	1	
	2. 独立购买小的日常生活用品	0	
	3. 每次上街购物都需要有人陪	0	
	4. 完全不会上街购物	0	
备餐	1. 能独立计划、烹煮和摆设一顿适当的饭菜	1	
	2. 如果准备好一切佐料，会做一顿适当的饭菜	0	
	3. 会将已做好的饭菜加热	0	
	4. 需要别人把饭菜煮好、摆好	0	

项目	评分标准	评分	得分
整理家务	1. 能做较繁重的家事或需偶尔家事协助（重体力劳动如搬动沙发、擦地板、洗窗户）	1	
	2. 能做较简单的家事，如洗碗、铺床、叠被	1	
	3. 能做家事，但不能达到可被接受的整洁程度	1	
	4. 所有的家事都需要别人协助	1	
	5. 完全不会做家事	0	
洗衣服	1. 自己清洗所有衣物	1	
	2. 只清洗小件衣物	1	
	3. 完全依赖他人	0	
使用交通工具	1. 能够自己开车或搭乘大众运输工具	1	
	2. 能够自己搭乘出租车但不会搭乘大众运输工具	1	
	3. 当有人陪同或帮助时可搭乘大众运输工具	1	
	4. 当有人帮助可搭乘出租车或汽车	1	
	5. 完全不能出门	0	
个人服药能力	1. 能自己服药，即能在正确的时间里服用正确剂量的药物	1	
	2. 如果别人事先准备好服用药物的独立包装，可自行服用	0	
	3. 不能自己分配药物	0	
理财能力	1. 可以独立处理财务（做预算，开支票，付账单，去银行；对收入进行跟踪）	1	
	2. 可以处理日常的购买，但需要别人协助与银行往来或大宗买卖	1	
	3. 不能处理钱财	0	
总分			

评分说明：8 分表示 IADL 正常，6~7 分表示轻度依赖，3~5 分表示中度依赖，≤ 2 分表示严重依赖。

（三）AADL

AADL 反映老年人高级功能的活动能力，包括主动参与社交、娱乐活动、职业活动，项目较多，因人而异，暂无评估量表，主要是通过询问患者的日常生活安排得知。AADL 的缺失要比 ADL、IADL 的缺失出现得早，一般预示着更严重的功能下降，一旦出现，需要做进一步的功能状态评估。

二、跌倒风险、平衡与步态评估

跌倒是指一种突然出现的意外倒地的现象，可发生于任何年龄阶段，以老年人最为多见，据统计，我国老年人跌倒的年发生率为14.7%~34%。跌倒是威胁老年人独立生活能力的重要因素，是我国65岁以上老年人伤害死亡的首要原因。跌倒的发生多在老年人平衡能力受损、步态稳定性下降、骨骼肌肉系统退变、心肺能力下降、前庭功能减退等基础上，合并了一些影响姿态稳定的危险因素，如某些急性病、使用药物、居住环境改变或者行走地面障碍。跌倒常导致老年人出现功能下降、伤残、入住养老机构甚至死亡，严重危害老年人的身心健康，给家庭和社会造成巨大的经济负担，因此跌倒的筛查和评估尤为重要。

（一）跌倒风险的评估

既往跌倒病史会增加将来跌倒的风险，对于来就诊的老年人，都应该询问其近 1 年内的跌倒史和是否有惧怕跌倒心理，询问其最近一次跌倒的具体情况（跌倒的时间、地点、当时进行的活动及是否使用辅助工具行走）、有无与跌倒相关的疾病以及诊治情况、有无使用可引起跌倒危险的药物（如降压药、镇静药）等。

　　对于有反复跌倒史的患者应该做进一步量表评估，包括 Morse 跌倒评估量表（Morse fall assessment scale，MFS）、托马斯跌倒风险评估工具（STRATIF 量表）、老年人跌倒风险评估量表等。我国卫生部（现国家卫生健康委员会）在 2011 年颁布的《老年跌倒干预技术指南》中设置了老年人跌倒风险评估量表，包括运动、跌倒史、精神不稳定状态、自控能力、感觉障碍、睡眠状况、用药史和相关病史 8 个方面，分为 35 个子条目，通过计算总分来进行跌倒风险判定。

表 2-1-3　老年人跌倒风险评估量表

运动	权重	得分	睡眠状况	权重	得分
步态异常 / 假肢	3		多醒	1	
行走需要辅助设施	3		失眠	1	
行走需要旁人帮助	3		夜游症	1	
跌倒史			用药史		
有跌倒史	2		新药	1	
因跌倒住院	3		心血管药物	1	
精神不稳定状态			降压药	1	
谵妄	3		镇静药、催眠药	1	
痴呆	3		戒断治疗	1	
兴奋 / 行为异常	2		糖尿病用药	1	
意识恍惚	3		抗癫痫药	1	
自控能力			麻醉药	1	
大便 / 小便失禁	1		其他	1	
频率增加	1				
保留导尿	1				

（续表）

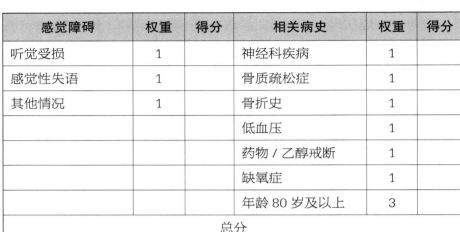

感觉障碍	权重	得分	相关病史	权重	得分
听觉受损	1		神经科疾病	1	
感觉性失语	1		骨质疏松症	1	
其他情况	1		骨折史	1	
			低血压	1	
			药物／乙醇戒断	1	
			缺氧症	1	
			年龄 80 岁及以上	3	
总分					

评分说明：8 个方面的得分相加算出总分，总分 1~2 分为低危，总分 3~9 分为中危；总分 10 分以上为高危。

（二）平衡与步态评估

平衡与步态评估反应老年人的躯体活动能力，并能预测跌倒风险，常用的评估方法有平衡测试、Berg 平衡量表（Berg Balance Scale，BBS）、Tinetti 平衡与步态量表、测步速、站立行走试验等。下面简要介绍几种。

1. 平衡测试

该测试包括双足并立、半足距和全足距的站立平衡，一般先进行双足前后错开半足距站立测试，正常情况下 >10 s，若无法完成，则进行双足并拢站立测试并计时，如若能够完成，则进行足跟触碰足尖成直线站立测试并计时。另外，也可以采用观察法，观察受试者坐位和站立位时睁眼、闭眼情况下身体的稳定性。

2. BBS

该量表共有 14 个项目，受试者根据指令完成各个功能性任务，医生通过观察其表现情况进行平衡能力的评估，如坐姿平衡、站立平衡、坐—站转移、单双足站立等活动的平衡力，每个项目最低得分为 0 分，最高得分为 4 分，总分 56 分，分数高者平衡能力好。

表 2-1-4　Berg 平衡量表（BBS）

项目	指令	评分标准	得分
1. 从坐到站	请站起来，尝试不用手支撑	4　不需要帮助，独立稳定地站立 3　需要手的帮助，独立地由坐到站 2　需要手的帮助，并且需要尝试几次才能站立 1　需要别人最小的帮助来站立或保持稳定 0　需要中度或最大帮助来站立	
2. 无支撑地站立	请在无支撑的情况下站立 2 min	4　能安全站立 2 min 3　在监护下站立 2 min 2　无支撑站立 30 s 1　需要尝试几次才能无支撑站立 30 s 0　不能独立站立 30 s	
3. 无支撑情况下坐，双足放在地板或凳子上	请并拢双上肢坐 2 min	4　能安全地坐 2 min 3　无靠背支持地坐 2 min，但需要监护 2　能坐 30 s 1　能坐 10 s 0　无支撑情况下不能坐 10 s	

（续表）

项目	指令	评分标准		得分
4. 从站到坐	请坐下	4	轻松用手即可安全地坐下	
		3	需用手的帮助来控制下降	
		2	需用腿后部靠在椅子上来控制下降	
		1	能独立坐下，但不能控制下降速度	
		0	需帮助才能坐下	
5. 转移	请从床上起来坐到椅子上	4	需要手的少量帮助即可安全转移	
		3	需要手的帮助才能安全转移	
		2	需要语言提示或在监护下才能转移	
		1	需1人帮助	
		0	需2人帮助或在监护下才能安全转移	
6. 闭目站立	请闭上眼睛站立10 s	4	能安全地站立10 s	
		3	在监护下站立10 s	
		2	能站立3 s	
		1	站立很稳，但闭目不能超过3 s	
		0	需帮助防止跌倒	
7. 双足并拢站立	请在无帮助情况下双足并拢站立	4	双足并拢时能独立安全地站立1 min	
		3	在监护下站立1 min	
		2	能独立将双足并拢，但不能维持30 s	
		1	需帮助才能并拢两足，但能站立15 s	
		0	需帮助才能并拢两足，不能站立15 s	

（续表）

项目	指令	评分标准	得分
8.站立情况下双上肢前伸距离	请将上肢抬高90°，将手指伸直并尽最大可能前伸	4　能够安全前伸超过 25 cm 3　能够安全前伸超过 12 cm 2　能够安全前伸超过 5 cm 1　在有监护下能够前伸 0　在试图前伸时失去平衡或需要外界帮助	
9.站立位下从地面捡物	请捡起地上的拖鞋	4　能安全且轻松地捡起拖鞋 3　在监护下能捡起拖鞋 2　不能捡起拖鞋，但能达到距离拖鞋 2~5 cm 处而独立保持平衡 1　不能捡起拖鞋，且在过程中需要监护 0　不能捡起拖鞋，或在过程中需要帮助保持平衡以预防跌倒	
10.站立位下从左肩及右肩上向后看	从左肩上向后看，再从右肩上向后看	4　可从两边向后看，重心转移好 3　可从一边看，从另一边看时重心转移少 2　仅能向侧方转身，但能保持平衡 1　转身时需要监护 0　需要帮助来预防失去平衡或跌倒	

（续表）

项目	指令	评分标准	得分
11. 原地旋转 360°	旋转完整 1 周，暂停，然后从另一方向旋转完整 1 周	4 从两个方向均可在 4 s 内完成 360° 旋转 3 只能从一个方向 4 s 内完成旋转 360° 2 能安全旋转 360° 但速度慢 1 需要严密的监护或语言提示 0 旋转时需要帮助	
12. 无支撑站立情况下用双足交替踏台	请交替用足踏在台阶/踏板上，连续做直到每只足接触台阶/踏板 4 次	4 能独立、安全地在 20 s 内踏 8 次 3 能独立、安全地踏 8 次，但时间超过 20S 2 能在监护下完成 4 次，但不需要帮助 1 在少量帮助下完成 2 次 0 需要帮助预防跌倒或不能进行	
13. 无支撑情况下两足前后站立	将一只足放在另一只足正前方	4 足尖对足跟站立没有距离，持续 30 s 3 足尖对足跟站立有距离，持续 30 s 2 足向前迈一小步但不在一条直线上，持续 30 s 1 在帮助下足向前迈一步，但可维持 15 s 0 迈步或站立时失去平衡	

（续表）

项目	指令	评分标准	得分
14. 单腿站立	请尽最大努力单腿站立	4　能用单腿站立并能维持 10 s 以上 3　能用单腿站立并能维持 5~10 s 2　能用单腿站立并能站立≥ 3 s 1　能够抬腿，不能维持 3 s，但能独立站立 0　不能进行或需要帮助预防跌倒	
总分			

评分说明：以上项目得分相加得出总分，总分低于 46 分预示有跌倒的危险性；0~20 分，提示平衡功能差，患者需要坐轮椅；21~40 分，提示有一定的平衡能力，患者可辅助步行；41~56 分，提示平衡功能非常好，患者可以独立行走。

（三）Tinetti 平衡与步态量表

Tinetti 平衡与步态量表用于评估受试者的行动控制能力和行动障碍的严重程度，分为平衡测试和步态测试两部分，获得的分数越低，跌倒风险越高，总分 <19 分表示跌倒风险高，19~24 分表示有跌倒的可能性，>24 分表示跌倒风险低。其中，平衡测试部分有 10 个项目，满分为 16 分；步态测试部分有 10 个项目，满分为 12 分。

表 2-1-5　Tinetti 平衡量表

评定项目	评分	得分
1. 坐位平衡	0　斜靠或从椅子上滑下 1　稳定	
2. 起身	0　没有帮助就无法完成 1　用胳膊帮助才能完成 2　不用胳膊就能完成	

（续表）

评定项目	评分	得分
3. 试图起身	0　没有帮助就无法完成 1　需要尝试 1 次以上才能完成 2　1 次尝试就能完成	
4. 立即站起来时平衡功能（站起的前 5 s）	0　不稳（摇晃，移动脚步，明显躯干摆动） 1　稳定，但是需要助行器或手杖，或抓住其他物体支撑 2　稳定，不需要助行器或手杖，或抓住其他物体支撑	
5. 坐下时平衡	0　不稳 1　稳定，但是两足距离较宽，或使用手杖、助行器等支撑 2　稳定，两足距离较窄，且不需要支撑	
6. 轻推（患者双足尽可能并拢站立，用手轻推 3 次）	0　开始就会摔倒 1　摇晃并要抓东西，但是只抓自己 2　稳定	
7. 闭眼（同第 6 姿势）	0　不稳 1　稳定	
8. 转身 360°	0　不连续的步骤 1　不稳定（手臂及身体摇晃） 2　稳定	
9. 坐下	0　不安全 1　用胳膊或动作不连贯 2　安全且动作连贯	
平衡评分：　　/16		

知老防病——老年病的中西医防治智慧

表 2-1-6 Tinetti 步态量表

评定项目		评分	得分
1. 起步		0 有迟疑，或需尝试多次方能启动 1 正常启动	
2. 抬足高度	a. 左足跨步	0 足拖地，或抬高大于 5 cm 1 足完全离地，但不超过 3 cm	
	b. 右足跨步	0 足拖地，或抬高大于 5 cm 1 足完全离地，但不超过 3 cm	
3. 步长	a. 左足跨步	0 跨步的足未超过站立的对侧足 1 有超过站立的对侧足	
	b. 右足跨步	0 跨步的足未超过站立的对侧足 1 有超过站立的对侧足	
4. 步态对称性		0 两足步长不等 1 两足步长相等	
5. 步伐连续性		0 步伐与步伐之间不连续或中断 1 步伐连续	
6. 走路路径 （行走约 3 m 长）		0 明显偏移到某一边 1 轻微 / 中度偏移或使用助行器或手杖 2 走直线，且不需辅具	
7. 躯干稳定		0 身体有明显摇晃或需使用助行器或手杖 1 身体不晃，但需屈膝或张开双臂以维持平衡 2 身体不晃，无屈膝，不需张开双臂或使用辅具	
8. 步宽（足跟距离）		0 足跟分开（步宽大） 1 走路时两足跟几乎靠在一起	
		步态评分： /12	

（四）其他

平衡与步态的评估方法还包括站立行走计时试验、5 次起坐试验、改良 Romberg 试验以及能提示衰弱和肌少症的步速测定、可用于康复评定的肌力和肌张力检查等。站立行走试验可以评价老年人的移动能力和步态，测试时需要受测者从椅子上站起来，按照平时走路的速度向前行走 3 m 后，转身，回到座位上（行走距离一共为 6 m），记录患者离开椅子和回到椅子所用的时间。超过 15 s 则有跌倒风险，试验同时可以观察患者的步态稳定性。另外，老年人正常的步速为 0.8 m/s，一般测算 4 m 或 6 m 的步行速度，当测得的步速低于 0.4 m/s 或 0.6 m/s 时，提示存在严重的活动障碍。

三、握力

握力与肌肉力量和质量相关，握力的下降是肌少症与衰弱的重要指标，而二者均为跌倒的高危因素。一般采用电子握力计时，受试者采取站立位或坐位，双手自然垂于身体两侧，握力计表面向外，测试 2~3 次，取最大值。一般男性 <26 kg，女性 <18 kg 提示握力下降。

四、吞咽功能

吞咽障碍是指由于下颌、双唇、舌、软腭、食管等器官结构和（或）功能受损，不能安全有效地将食物由口送到胃内的一种临床表现。有研究报道，社区居家老年人吞咽障碍发生率为 30%~40%，养老机构老年人则高达 60%。老年人由于衰老、衰弱、口腔问题、疾病、体位等因素容易发生吞咽障碍，而这也增加了营养不良、抑郁、误吸及吸入性肺炎等不良后果的风险。对吞咽功能的评估有利于早期筛查和及时干预吞咽障碍，降低死亡率，提高老年人的生活幸福感。目前，吞咽功能评估方法主要有量表法、试验检查法和内镜／影像检查法。下面介绍两种常用的评估工具。

（一）进食评估问卷调查工具10（EAT-10）

EAT-10目前应用广泛，用于评估吞咽障碍风险，有助于识别误吸前兆和异常吞咽体征。该工具由10个问题组成，易于操作，评估用时短，评分≥3分提示有吞咽功能异常。

表2-1-7　进食评估问卷调查工具10（EAT-10）

问题	得分
1. 我的吞咽问题已经使我体重减轻	
2. 我的吞咽问题影响到我在外就餐	
3. 吞咽液体费力	
4. 吞咽固体食物费力	
5. 吞咽药片（丸）费力	
6. 吞咽时有疼痛	
7. 我的吞咽问题影响到我享用食物时的快感	
8. 我吞咽时有食物卡在喉咙里的感觉	
9. 我进食时会咳嗽	
10. 我吞咽时感到紧张	
总分	

说明：问题无为0分，轻度为1分，中度为2分，重度为3分，严重为4分。计算10个问题的总分，评分≥3分提示有吞咽功能异常。

（二）洼田饮水试验

该试验是通过观察受试者饮水30 ml所需要的时间和呛咳情况，

评估其吞咽障碍程度和误吸风险。

表 2-1-8　洼田饮水试验

分级	表现
1 级（优）	能顺利地 1 次将水咽下
2 级（良）	分 2 次以上咽下，且能不呛咳
3 级（中）	能 1 次咽下，但有呛咳
4 级（可）	分 2 次以上咽下，但有呛咳
5 级（差）	频繁呛咳，不能全部咽下

说明：1 级或 5 s 之内为吞咽正常；1 级、5 s 以上或 2 级为可疑吞咽困难；3、4、5 级为吞咽功能异常。

五、视力和听力

（一）视力

老年人由于衰老和疾病的影响，或多或少都有视力问题，如屈光不正、白内障、青光眼、年龄相关性黄斑变性、糖尿病视网膜病变等，视力损伤会影响老年人维持日常生活活动、获取外界信息和参与社交活动的能力，增加跌倒的风险，因此老年人群的视力损伤筛查不容忽视。一般采用视力检查表检测裸眼或矫正视力，也可以进行眼底镜检查或眼底照相检查。另外，询问老年人近半年来有无视力改变或视力下降，眼睛有无干涩、疲乏、异物感等问题也有助于发现视力问题，及时行专科诊治。

（二）听力

听力损伤是老年人常见的健康问题，包括老年听力损伤、突发性聋、双重感觉损伤和耳鸣，听力感官障碍严重影响老年人的日常活动能力、认知功能和情感交流，使跌倒、痴呆、抑郁等情况的发生率升高。听力筛查的常用方法有直接询问、耳语试验、老年人听力障碍筛查表、听力计测听等。一般可以询问患者平时与人交谈时是否能听得清楚别人说话，是否需要重复别人说的话进行初步判断，如果有听力问题则行进一步工具筛查或至耳科就诊。

第二节　老年人心理状态评估

老年人心理状态的评估以焦虑和抑郁最为常见，据国内外研究显示，老年期抑郁的患病率在 5%~42%，焦虑的发生率高达 20%，老年期抑郁和焦虑共同患病率在 11%~49%。老年期焦虑和抑郁包括抑郁障碍、焦虑障碍以及阈下诊断的抑郁症状和（或）焦虑症状。研究认为，焦虑和抑郁的发生与老年人罹患多种慢性躯体疾病、失能、丧亲、社会角色转变、社会支持度低下、社会经济地位较低等因素有关，而这两种情绪也使老年人患病、伤残、失能甚至死亡等不良事件的发生率大大提高，因此对焦虑和抑郁的早期评估、诊断、预防和干预尤其重要。

一、焦虑的评估

焦虑是人们面对事件或应激时的一种常见的正常情绪反应，其特点是不安、紧张、担心、忧虑、烦恼和惧怕。一般情况下，适度的焦虑不会产生较大的害处，但当严重而持久的焦虑与面临的实际威胁不相称时，则会出现异常，人体因焦虑情绪而产生的一系列躯体综合征，如心慌、头晕头痛、发冷发热、出汗、腹部不适、厌食、恶心、便秘腹泻、小便频数、失眠、注意力不集中等，均会极大地损伤老年人的健康状态，更甚者发展为焦虑障碍，表现为阵发性的惊恐障碍和广泛性焦虑障碍，一般根据患者的发病过程和临床症状表现，由专业医生进行分析和诊断。在 CGA 中，常用的焦虑评估方法为采用量表评估工具，例如汉密尔顿焦虑量表（Hamilton anxiety scale，HAMA）、焦虑自评量表（self-rating anxiety scale，SAS）、老年焦虑量表等，下面简要介绍两种。

（一）HAMA

该评估工具为他评量表，主要用于评定神经症及其他患者焦虑症状的严重程度，应由经过培训的两名医生对患者进行联合检查，包括 14 个项目，分为躯体性焦虑和精神性焦虑两大类，所有项目均采用 0~4 分的 5 级评分法，各级的标准为："0"为无症状；"1"为症状轻；"2"为症状中等；"3"为症状重；"4"为症状极重。HAMA 的评分分界值为 14 分，总分 ≥ 14 分判定为肯定有焦虑。

表 2-2-1　汉密尔顿焦虑量表（HAMA）

编号	项目	表现	无	轻	中	重	极重
1	焦虑心境	担心、担忧，感到有最坏的事将要发生，容易激惹	0	1	2	3	4
2	紧张	紧张感、易疲劳、不能放松，情绪反应，易哭、颤抖、感到不安	0	1	2	3	4

编号	项目	表现	无	轻	中	重	极重
3	害怕	害怕黑暗、陌生人、一人独处、动物、乘车或旅行及人多的场合	0	1	2	3	4
4	失眠	难以入睡、易醒、睡得不深、多梦、夜惊、醒后感疲倦	0	1	2	3	4
5	认知功能	记忆、注意障碍，注意力不能集中，记忆力差	0	1	2	3	4
6	抑郁心境	丧失兴趣、对以往爱好缺乏快感、抑郁、早醒、昼重夜轻	0	1	2	3	4
7	肌肉系统症状（躯体性焦虑）	肌肉酸痛、活动不灵活、肌肉抽动、肢体抽动、牙齿打战、声音发抖	0	1	2	3	4
8	感觉系统症状（躯体性焦虑）	视物模糊、发冷发热、软弱无力感、浑身刺痛	0	1	2	3	4
9	心血管系统症状	心动过速、心悸、胸痛、血管跳动感、昏倒感、心搏脱漏	0	1	2	3	4
10	呼吸系统症状	胸闷、窒息感、叹息、呼吸困难	0	1	2	3	4
11	胃肠道症状	吞咽困难、嗳气、消化不良（进食后腹痛、腹胀、恶心、胃部饱感）、肠动感、肠鸣、腹泻、体重减轻、便秘	0	1	2	3	4
12	生殖泌尿系统症状	尿意频数、尿急、停经、性冷淡、早泄、阳痿	0	1	2	3	4

（续表）

编号	项目	表现	无	轻	中	重	极重
13	自主神经系统症状	口干、潮红、苍白、易出汗、起鸡皮疙瘩、紧张性头痛、毛发竖起	0	1	2	3	4
14	会谈时行为表现	一般表现：紧张、不能松弛、忐忑不安、咬手指、紧紧握拳、摸弄手帕、面肌抽搐、不宁顿足、手发抖、皱眉、表情僵硬、肌张力高、叹气样呼吸、面色苍白 生理表现：吞咽、呃逆、安静时心率快、呼吸快（20次/min以上）、腱反射亢进、震颤、瞳孔放大、眼睑跳动、易出汗、眼球突出	0	1	2	3	4
总分							

评分说明：总分超过 29 分，可能为严重焦虑；超过 21 分，肯定有明显焦虑；超过 14 分，肯定有焦虑；超过 7 分，可能有焦虑；小于 6 分，没有焦虑。

（二）SAS

该工具为自评量表，用于焦虑症状的严重程度以及焦虑症治疗效果的评价，能较好地反映被试者的主观感受。SAS 一共包括 20 个条目，其中有 15 个正向评分题，有 5 个反向评分题（序号前面有 * 标志），所有条目采用 4 级评分，主要评定症状出现的频度，其标准为："1"表示没有或很少时间有；"2"表示有时有；"3"表示大部分时间有；"4"表示绝大部分或全部时间都有。SAS 标准分的分界值为 50 分，

50 分以上者判定为有焦虑。

表 2-2-2　焦虑自评量表（SAS）

项目	没有或很少有时间	少部分时间	相当多时间	绝大部分或全部时间	得分
1. 我觉得比平常容易紧张和着急	1	2	3	4	
2. 我无缘无故地感到害怕	1	2	3	4	
3. 我容易心里烦乱或觉得惊恐	1	2	3	4	
4. 我觉得我可能要发疯	1	2	3	4	
*5. 我觉得一切都很好，也不会发生什么不幸	4	3	2	1	
6. 我手足发抖打战	1	2	3	4	
7. 我因为头痛、头颈痛和背痛而苦恼	1	2	3	4	
8. 我感觉容易衰弱和疲乏	1	2	3	4	
*9. 我觉得心平气和，并且容易安静坐着	4	3	2	1	
10. 我觉得心跳得很快	1	2	3	4	
11. 我因为一阵阵头晕而苦恼	1	2	3	4	
12. 我有晕倒发作，或觉得要晕倒	1	2	3	4	
*13. 我吸气呼气都感到很容易	4	3	2	1	

（续表）

项目	没有或很少有时间	少部分时间	相当多时间	绝大部分或全部时间	得分
14. 我的手足麻木和刺痛	1	2	3	4	
15. 我因为胃痛和消化不良而苦恼	1	2	3	4	
16. 我常常要小便	1	2	3	4	
*17. 我的手是干燥温暖的	4	3	2	1	
18. 我脸红发热	1	2	3	4	
*19. 我容易入睡，并且一夜睡得很好	4	3	2	1	
20. 我做噩梦	1	2	3	4	
总分					

评分说明：将以上 20 个题目的各个得分相加，即得粗分；用粗分乘以 1.25 以后取整数部分，即得到标准分，或者可以查表作相同转换。按照中国常模结果，以 SAS 的标准分进行分界，轻度焦虑为 50~59 分，中度焦虑为 60~69 分，超过 70 分为重度焦虑。

二、抑郁的评估

抑郁是老年人群中常见的临床综合征，以情绪低落、兴趣和动力缺乏、精神活动抑制与减少为主要临床表现，常伴有焦虑、孤独感、自罪自责、自杀观念和行为、思维迟缓等心理症状，伴发睡眠障碍、疲劳、食欲减少或增加、体重变化、注意力不集中等躯体症状，也可伴有幻觉、妄想等精神心理病症。老年抑郁症指首次发病于 60 岁以上，也包括初次发病于青壮期，延续到老年期复发的患者，以持久的抑郁综合征为临床表现的精神疾病。

抑郁症的致残率高，常给患者及其家庭带来痛苦和经济负担，临床上可通过咨询老年人以下两个问题进行快速识别：①近2周以来你是否做任何事情都提不起精神或兴趣？②近2周以来你是否开心不起来，忧郁或感到失望？如果符合其中任意一项，则应做进一步的筛查评估或行专科诊治。抑郁的评估常采用老年抑郁量表（geriatric depression scale，GDS）、患者健康问卷9项（patient health questionnaire 9 items，PHQ-9）、Zung抑郁自评量表（Zung self-rating depression scale，SDS）、汉密尔顿抑郁量表（Hamilton depression scale，HAMD）等工具进行。

（一）老年抑郁量表 -15（GDS-15）

GDS包含GDS-30、GDS-15、GDS-5等多个版本，不同版本的条目数不同，量表中的每一个条目都是一个问题，要求被调查对象以"是"或"否"回答，一般评估最近1周的情况。目前GDS-15较为常用，一共包含15个问题，受试者根据问题回答"是"或"否"，最后计得总分，通常5分以下不考虑为抑郁。

表 2-2-3　老年抑郁量表 -15（GDS-15）

选择过去一周内最适合你的答案	结果	得分
1. 你对你的生活基本满意吗？	是	否
2. 你是否丧失了许多活动和兴趣爱好？	是	否
3. 你是否觉得生活空虚？	是	否
4. 你是否经常感到厌倦？	是	否

（续表）

选择过去一周内最适合你的答案	结果	得分
5. 你是否大部分时间感觉精神好？	是	否
6. 你是否害怕有不幸的事落到你头上？	是	否
7. 你是否大部分时间觉得快乐？	是	否
8. 你是否经常感到无助？	是	否
9. 你是否宁愿待在家里也不愿去做新鲜事？	是	否
10. 你是否觉得你的记忆力比大多数人差？	是	否
11. 你是否觉得现在活着很惬意？	是	否
12. 你是否觉得像现在这样活着毫无意义？	是	否
13. 你是否觉得你的处境没有帮助？	是	否
14. 你是否觉得大部分人都比你活得好？	是	否
15. 你对集中注意力有困难吗？	是	否
总分		

评分说明：1、5、7、11 答"否"者记 1 分，其他题答"是"者记 1 分。最高分为 15 分，分数越高，表示抑郁症状越明显。0~4 分为无抑郁，5~8 分为轻度抑郁，9~11 分为中度抑郁，12~15 分为重度抑郁。

（二）PHQ-9

患者健康问卷为自评量表，有 PHQ-2、PHQ-9 两个版本，评估最近 2 周情况。PHQ-9 是 PHQ 量表中的抑郁自评部分，虽然只有 9 个条目，但敏感性和特异性高，其 9 个条目都是基于 DSM-Ⅳ 中对抑郁症状的描述，与抑郁的诊断标准一致，还可以用于临床随访。

PHQ-9的每个条目都分为0~3分的4级评分标准，各级的含义："0"表示无；"1"表示几天；"2"表示一半以上天数；"3"表示几乎每天。受试者根据自己的真实体验和实际情况自行完成问卷，由医生确认答案，进行评分判定，一般总分在5分以下者不考虑抑郁。

表 2-2-4　患者健康问卷 9 项（PHQ-9）

序号	在过去的 2 周内，以下情况烦扰您有多频繁？	评分			
		无	几天	一半以上的天数	几乎每天
1	做事时提不起劲或没有兴趣	0	1	2	3
2	感到心情低落，沮丧或绝望	0	1	2	3
3	入睡困难，睡不安稳或睡眠过多	0	1	2	3
4	感觉疲倦或缺乏精力	0	1	2	3
5	食欲不振或暴饮暴食	0	1	2	3
6	觉得自己很差劲，或认为自己是个失败者，让自己或家人失望	0	1	2	3
7	精神无法集中，例如无法集中精力看报纸或看电视	0	1	2	3
8	言语或行动缓慢，或过多（别人能观察到的）	0	1	2	3
9	会有自杀或伤害自己的想法	0	1	2	3
总分					

评分说明：总分 0~27 分，0~4 分为无抑郁，5~9 分为轻度抑郁，10~14 分为中度抑郁，15~27 分为重度抑郁。

第三节　老年人生活质量评估

生活质量（quality of life，QOL）又称为生命质量、生存质量，1993 年世界卫生组织将其定义为不同的文化背景、价值体系中的个体对他们的生存目标、期望、标准以及所关心的事情相关的生存状况的主观感受。中国老年医学学会提出，QOL 是 60 岁和 60 岁以上人群对于其生理、心理、家庭及社会生活的满意度和对他们的老年生活所做出的全面评价，内容涵盖经济保障、健康状况、精神文化生活和生活环境 4 个维度。不同老年人在身心健康状况、经济状况、社会支持、文化种族背景、个人价值观等方面都有着巨大的差异，他们在疾病认知和健康管理上也存在着很大的差别，在医疗临床工作中也应考虑这些问题，有助于个体化管理方案的制订和维持，增加患者的治疗依从性，有利于疾病的预后。

老年 QOL 常用的评估方法有访谈法、观察法、主观报告法、症状定式检查法和标准化的量表评定法等，通常可以询问患者以下两个问题进行 QOL 评估：

问题一："您如何评价您目前的总体生活质量？您会评价为非常好、很好、好、一般，还是差？"

问题二："考虑您的健康状况，您会如何评价您目前的生活质量？您会评价为非常好、很好、好、一般，还是差？"

国内外常用的评定量表有世界卫生组织生活质量量表（WHOQOL－100）、欧洲五维健康量表（EuroQol five-dimensional questionnaire EQ-5D）、简明健康状况调查量表（shot form 36 health survey，SF-36）、生活质量核心问卷（quality of life questionnaire core 30 items，QLQ-C30）等。下面对两种常用的普适性量表进行介绍，由于这两种量表的评分规则较为复杂，需要专业人员进行评估，故不做具体展示。

SF-36 的信度和效度高，评价方法程序化，是目前在国内外应用最为广泛的一种测量 QOL 的普适性量表，该量表包含 36 个条目，可分为 8 个维度，而这 8 个维度又可以归纳为生理健康（PCS）和心理健康（MCS）两个方面，其中总体健康（GH）、生理功能（PF）、生理职能（RP）和躯体疼痛（BP）属于 PCS，精神健康（MH）、活力（VT）、社会功能（SF）、情感职能（RE）属于 MCS。评估时受试者依照简表回答问题，根据计分规则得出各个维度的得分，再按照公式进行分数换算，最后计算出总分，分数跨度在 0~100 分，分数越高，表明健康状况越好。

EQ-5D 简单明了、易于操作，是应用最为广泛的评价量表之一，由健康描述系统和直观健康量表（VAS）两部分组成，健康描述系统分为 5 个维度，即行动能力、自己照顾自己能力、日常活动能力、疼痛或不舒服、焦虑或抑郁，每个维度都有 3 个评价水平：没有任何困难、有些困难和有极度困难。评分时需要根据效用值换算表进行 5 个维度的指数得分转换，得出健康指数，健康指数越高，生活质量越好。VAS 是一个长 20 cm 垂直的视觉刻度尺，所标分数范围从 0 分（最差的健康状况）至 100 分（最好的健康状况），受试者根据自己当天的健康状况进行打分，分数越高，健康状况越好。

第四节　老年人认知功能评估

一、认知功能

认知功能指的是人脑在接受外界信息后，经过加工处理，转换成内在的心理活动，从而获取知识或应用知识的过程。认知功能是在保持意识清醒状态下，人们的各种精神活动所展现出的能力，具体包括感觉、知觉、记忆、语言、判断、推理和数学计算等方面。认知的基础是大脑皮质的功能正常，所以任何引起大脑皮质功能和结构异常的因素，均可能导致认知障碍。

二、认知障碍与老年认知障碍

（一）认知障碍

认知是心理活动的一个组成部分，而心理活动是脑的功能，因此相关脑功能障碍的外在表现被称为认知功能障碍。认知障碍是一类慢性、进行性精神衰退疾病，具有病性隐蔽、进展缓慢的特点。简单地说，就是各种原因导致的认知功能受损。最早是以逐渐加重的健忘开始，然后逐渐表现出记忆、智能、言语能力减退，不能回忆起自己的生活、工作经历。以定向力障碍，分析和判断能力减退，计算能力降低，情感及步态出现异常等作为具体表现。严重者可能会出现精神改变，丢失伦理道德，不知饥饱，大小便失禁，完全失去工作、学习和自理能力，甚则失去自控力。

认知功能障碍的具体表现有以下几个方面：①定向障碍，包括时间、人物、地点、空间的定向障碍。②记忆障碍，包括个人经历、背景的记忆障碍，个人经历及生活中重大事件的记忆障碍。③智能障碍，包括计算力、判断力、想象力、思维能力、创新创造能力、逻辑能力、解决和分析问题等综合能力的障碍。④视空间功能障碍。⑤语言功能障碍，包括找词困难，阅读、书写、听写和理解困难。⑥常伴有感觉和行为异常、人格改变和情感障碍。严重的认知功能障碍或智能障碍最后将导致患者的日常生活能力、社会交往和工作能力出现不同程度的减退甚至丧失（严重痴呆），影响患者生活质量，加重社会经济负担。

（二）老年认知障碍

老年认知障碍是指出现在老年时期的认知障碍，多指发生在 65 岁以上的老年人的认知功能损伤。老年认知功能障碍一般分为 3 种：增龄化相关记忆障碍、轻度认知功能损伤、老年痴呆。

1. 增龄化相关记忆障碍

随着年龄增长而出现的记忆减退，一般属良性，以前国内常称为中老年记忆障碍，是老年临床重要问题；在我国，年龄大于 60 岁人群常存在记忆减退，所占比例可达 56%~76%；80~89 岁人群的发生率可达 86%，其中严重者可能发展为"健忘症"，增龄化相关记忆障碍与轻度认知功能损伤在定义或临床表现上虽有一定交叉，但增龄化相关记忆障碍的范围更广，可以包含部分轻度认知功能损伤患者。实际上增龄化相关记忆障碍也可分为两型：第一种是与青年人相比记忆能力减退，但记忆减退程度与同龄老年人相符；另一种是与其他老年人相比，其记忆障碍的程度与年龄不符。其中部分患者，尤其是最后一种，可能发展为痴呆前期。增龄化相关记忆障碍与轻度认知功能损伤二者的主要区别在于简易精神状态检查量表（MMSE）评分结果的差异，至于转变为轻度认知功能损伤的原因，尚待进一步研究。增龄化相关记忆障碍的界定标准为记忆商 <100 分，而简易精神状态检查量表检查正常（28~30 分），其发病率可达一般老年人群的 20%~30%。

2. 轻度认知功能损伤

是一种介于正常老化和老年痴呆之间的过渡状态。也是痴呆的临床前期，轻度认知功能损伤的诊断标准需要符合记忆商 <100 分（记忆商 >60 分以上均为正常），MMSE 评分在 24~27 分。总体衰退量表（GDS）2~3 级，临床痴呆评定量表（CDR）等于 0.5，这部分患者中，每年有 5%~10% 会进一步发展转变为老年痴呆，轻度认知功能损伤患者比正常老年人发生痴呆的比例高 10 倍之多。一般而言，年龄越大，其发病率越高。虽然轻度认知功能损伤最突出的认知损伤是情景记忆，以言语性记忆受损最早，但由于患者的短期记忆更易受损，因此近期记忆力受损表现明显。但在日常生活中，这类患者有相对大致正常的认知功能和日常生活能力。

3. 老年痴呆

老年期及老年前期严重的认知功能障碍，即为老年痴呆，是老年人常见的神经系统变性疾病。根据发病原因不同，老年痴呆可进一步分为老年性痴呆与血管性痴呆，总患病率占老年人群的 3%~7%。老年性痴呆的患病率为 2%~5%，高龄者可达 10%~20%。血管性痴呆的患病率为 1%~2%。当然，患者也可能既存在老年性痴呆又有血管性痴呆，这种痴呆称为"混合性痴呆"。这部分老年人中约有 1/3 的认知功能相对正常，对这类人群的最好干预方式是重视随访，及早进行认知功能损伤的防治。此外，在血管性认知障碍中，一些常见的慢性疾病如高血压、糖尿病、高脂血症、动脉粥样硬化等都可成为脑血管病变的危险因素，且脑血管病及其危险因素均可能导致认知功能障碍。

三、认知功能障碍的一般分类及临床表现

（一）感知觉障碍

1. 感觉障碍

感觉过敏、感觉减退、内感性不适是感觉障碍的几大特征。

2. 知觉障碍

知觉障碍主要包括错觉和幻觉。

（1）错觉指对客观事实的歪曲知觉，生理和病理情况下都可能产生错觉。

（2）幻觉是虚幻的知觉，指没有外界相应的客观刺激作用于感觉器官时所出现的知觉体验。幻觉是临床最常见的精神病症状，常与妄想合并存在。常见不同标准的分类如下：①根据所涉及的感觉器官，幻觉可以分为幻听、幻视、幻嗅、幻味，属于内脏性幻觉；②按幻觉体验的来源，幻觉可分为真性幻觉和假性幻觉；③按幻觉产生的特殊条件，幻觉可分为功能性幻觉、思维鸣响、心因性幻觉和入睡前幻觉。

3. 感知综合障碍

感知综合障碍指患者对客观事物的本质属性或整体能正确感知，但对某些个体（如形状、大小、颜色、空间、距离位置等）产生错误的感知，多见于癫痫。

（二）思维障碍

1. 思维形式障碍

思维形式障碍包括思维联想障碍和思维逻辑障碍两大部分。

2. 思维内容障碍

（1）超价观念：是在意识中占主导地位的错误观念，其发生常常有一定的事实基础，但患者的这种观念是片面的，与实际情况有出入，而且带有强烈的感情色彩，会影响到患者的行为。

（2）妄想：是一种病理的歪曲信念，是病态的推理和判断，是精神病患者最常见的症状之一。其特征有：①妄想内容均涉及患者本人，与个人利害有关；②患者认为幻想内容是真实的，但实际上与事实不符；③由于经历和背景不同，所以妄想内容也不同，但具有浓厚的时代色彩；④妄想具有个人独特性。

（3）强迫障碍：又称强迫思维，是指一个想法反复出现在患者的脑海中，自己知道想法不对，且不符合事实，想努力忘记，但又摆脱不了的一种状态。

（三）记忆障碍

记忆是将获得的信息储存和读出的神经过程。从信息加工的角度来看，根据从有记忆到淡忘的时间长短（开始记忆与回忆之间的时间间隔），可将记忆分为瞬时或感觉记忆、短时或工作记忆、长时记忆。瞬时记忆保持信息的时间仅几秒钟，短时记忆保持信息不超过 1 min；长时记忆可以保持信息超过 1 min。临床上判断患者的记忆功能状况，常采用近期或近事记忆和远期记忆的分类方法。近期记忆属长时记忆，保留信息的时间可以在数小时、数天、数月以内。远期记忆保留信息的时间则以年计，包括幼年时期发生的事件。

（四）自知障碍

自知力又称内省力或领悟力，是指患者对自己精神疾病的认知和判断能力。自知力障碍是指患者丧失对其自身精神状态的认识和批判能力。

（五）智能障碍

1.痴呆

痴呆（dementia）是一种以获得性认知功能损伤为核心，并导致患者日常生活能力、学习能力、工作能力和社会交往能力明显减退的综合征。患者的认知功能损伤涉及记忆、学习、定向、理解、判断、计算、语言、视空间、分析及解决问题等能力，在病程某一阶段常伴有精神、行为和人格异常。

2.精神发育迟缓

精神发育迟缓也称智力低下，是指先天、围生期或生长发育成熟以前，由于中毒、头部损伤、感染、遗传、内分泌异常或缺氧等因素的影响，导致大脑发育不良或受阻，使得智力发育一直停留在某一阶段，且不随年龄的增长而增长，其智能明显低于正常同龄人。

（六）注意障碍

注意是抑制无关刺激时选择和指向一个特定刺激的能力。许多脑卒中偏瘫患者不能在康复治疗过程中保持注意状态。存在注意障碍的患者在加工和吸收新信息时将面临困难。

四、老年认知障碍的评估方法

众所周知，没有良好的观察事物的手段或方式方法，就不能充分了解我们的客观世界。同样，我们如果想准确了解患者是否存在认知功能受损，也需要合适的、广泛适用于大众且易于操作的媒介。那么，如何才能准确地知道患者是否存在认知障碍呢？我们可以通过各种不同表现形式的认知功能量表，也可以通过神经心理检查。其中，神经心理检查是对患者认知功能的客观评价，有助于确立认知障碍的诊断，明确认知障碍的特征，还可以监测认知功能的变化。根据评估目的、检查对象、检测的功能选择适宜量表，包括日常生活、社会功能、精神行为症状和认知功能等评估工具加以辅助。但诊断认知功能障碍不能以单纯神经心理评估作为评判，应结合患者的临床表现和医生的临床经验进行全面分析。

（一）认知功能评估常用量表

1.简易精神状态检查量表（MMSE）

该表是国内外应用最广的认知功能筛查量表，对 MCI（轻度认知障碍）不够敏感，总分是 30 分。总共检查 30 个项目，由不同类型的 20 道题组成，识别痴呆的划界分为文盲组 ≤ 17 分、小学组 ≤ 20 分、中学或以上组 ≤ 24 分。该量表简单，易于操作，整个过程 5~10 min，有良好的信度和效度。

2.蒙特利尔认知评估量表（MoCA）

该表是常用的认知筛查量表，对 MCI 和痴呆的敏感性和特异性较高，但文盲与低教育水平老年人的适用性差是其缺点，总分是 30 分，

22~26分是痴呆划界分。

3. 认知障碍评估量表（AD8）

该表常用作知情者评估，是一种用于识别早期痴呆的简单敏感的筛查工具，2分是认知损伤的界限分。

4.7min筛查量表

该表是一种区别于痴呆和正常人的筛查量表，由有经验的评估者完成，主要包括4项与痴呆有关的认知功能评定，即加强线索回忆、言语流畅度、即时定向力、画钟试验。用于检查痴呆患者认知功能，其优点在于迅速敏捷，简单易行，不需要临床判断能力，有助于区别年龄相关记忆障碍和轻度认知功能减退患者，而优于其他量表之处在于无年龄和文化程度的统计学差异。

5. 记忆与执行筛查量表（MES）

该表满分100分，75分是划界分，不受教育程度影响是其一大优点。

（二）精神行为症状评估常用表

1. 老年抑郁量表（GDS）

这一量表涵盖老年人抑郁的特征，能够更加敏感地检查老年抑郁患者的躯体症状，易于操作。满分是30分，其中≤10分为无抑郁症状，11~20分为可能有抑郁症状，≥21分为肯定有抑郁症状。

2. 日常和社会功能

日常生活能力量表（ADL）共有14项，包括工具性和日常性生活能力量表两部分，满分是64分，≤16分是完全正常，≥16分有不同程度的功能下降。

3. 神经精神症状问卷（NPI）

它是可以评估患者行为障碍的知情者问卷，主要对痴呆患者 10 种常见异常行为的严重程度及频率进行评估。

（三）辅助检查

1. 常规体液检查

包括血液中血常规、电解质、红细胞沉降率、血糖、肝肾功能、同型半胱氨酸、甲状腺功能、B 族维生素、叶酸、梅毒和人类免疫缺陷病毒（HIV）等检测。有条件者可以进一步行脑组织活检、脑脊液常规检测、淀粉样蛋白 42（$Aβ42$）检测、基因检测、生化检查、细胞学检查、微管结合蛋白（Tau 蛋白）检测等。

2. 神经影像学检查

常规情况下，可做头部 MRI 检查，包括冠状位海马扫描，若条件限制，也可选择 T 扫描。有条件者可进一步进行单光子发射计算机断层成像（SPECT）、正电子发射体层成像（PET）检查。

附：常用的认知功能评价表

附表 1　简易认知状态评价量表（MMSE）

					积分	
定向力（10分）	1. 今年是哪一年？				1	0
	现在是什么季节？				1	0
	现在是几月？				1	0
	今天是几号？				1	0
	今天是周几？				1	0

				积分		
定向力 （10分）	2. 你住在哪个省？				1	0
	你住在哪个县（区）？				1	0
	你住在哪个乡（街道）？				1	0
	咱们现在在哪个医院？				1	0
	咱们现在在第几层楼？				1	0
记忆力 （3分）	3. 告诉你3样东西，我说完之后，请你重复一遍并记住，稍候还会问你（各1分，共3分）		3	2	1	0
注意力和 计算能力 （5分）	4. 100-7=？ 连续减5次（93、86、79、72、65，各1分，共5分。若错了，但下一个回答正确，只记一次错误）	5 4	3	2	1	0
回忆能力 （3分）	5. 现在请你说出我刚才告诉过你并让你记住的是哪些东西？		3	2	1	0
	6. 命名能力 　出示手表，问这是什么东西？ 　出示钢笔，问这是什么东西？		3	2	1	0
	7. 复述能力 　我现在说一句话，请跟我清楚地重复一遍（44只石狮子）				1	0
语言能力 （9分）	8. 阅读能力 　（闭上你的眼睛）请你念念这句话，并按上面的意思去做				1	0

（续表）

				积分			
语言能力（9分）	9. 三步命令 我给您一张纸，请您按我说的做，现在开始：用右手拿着这张纸，用两只手将它对折起来，放在您的左腿上（每个动作1分，共3分）			3	2	1	0
	10. 书写能力 要求受试者自己写一句完整的句子					1	0
	11. 结构能力 （出示图案）请您照上面图案画下来					1	0

附表 2 临床痴呆评定量表（CDR）

项目	无痴呆 CDR 0	可疑痴呆 CDR 0.5	轻度痴呆 CDR 1.0	中度痴呆 CDR 2.0	重度痴呆 CDR 3.0
记忆力	无记忆缺陷或只有轻度不恒定的健忘	轻度、持续的健忘；对事情能部分回忆，属"良性"健忘	中度记忆缺损；对近事遗忘突出，有碍日常活动的回忆缺损	严重记忆缺损；能记住过去非常熟悉的事情，新材料则很快遗忘	严重记忆丧失；仅存片段的记忆
定向力	能完全正确定向	除时间定向有轻微困难外，能完全正确定向	时间定向有中度困难；对检查的地点能定向；在其他地点可能有地理性失定向	时间定向严重困难；通常对时间不能定向，常有地点失定向	仅有人物定向

知老防病——老年病的中西医防治智慧

（续表）

项目	无痴呆 CDR 0	可疑痴呆 CDR 0.5	轻度痴呆 CDR 1.0	中度痴呆 CDR 2.0	重度痴呆 CDR 3.0
判断力＋解决问题能力	能很好地解决日常问题，处理职业事务和财务；判断力良好，与过去的水平有关	在解决问题、判别事物间的异同点方面有轻微损伤	在解决问题、判别事物间的异同点有中度困难；社会判断力通常保存	在解决问题、判别事物间的异同点有严重困难；社会判断力通常受损	不能做出判断，或不能解决问题
社会事务	在工作、购物、志愿者和社会团体方面的独立水平与过去相同	在这些活动方面有轻微损伤	虽然可能还参加但已不能独立地进行这些活动；偶尔检查是正常	不能独立进行室外活动，但可被带到室外活动	不能独立进行室外活动，病重以致不能被带到室外活动
家庭＋爱好	家庭生活、爱好和需要智力的兴趣均能很好地保持	家庭生活、爱好和需要智力的兴趣轻度受损	家庭活动轻度障碍是肯定的，放弃难度大的家务，放弃复杂的爱好和兴趣	仅能做简单家务，兴趣保持大范围和水平都非常有限	丧失有意义的家庭活动

（续表）

项目	无痴呆 CDR 0	可疑痴呆 CDR 0.5	轻度痴呆 CDR 1.0	中度痴呆 CDR 2.0	重度痴呆 CDR 3.0
个人料理	完全有能力自我照料	完全有能力自我照料	需要监督	在穿着、卫生、个人财务保管方面需要帮助	个人料理需要很多的帮助；经常二便失禁

附表 3　总体衰退量表（GDS）

总体衰退量表（GDS）是最常用的阿尔兹海默病分级体系，把阿尔兹海默病患者从无症状到认知功能严重下降的整体过程分为 7 个阶段。

第 1 级：无认知功能减退，临床检查无记忆缺陷的症状。

第 2 级：极轻微认知功能减退。
这个阶段的患者会自己感受到或抱怨记忆不好，如：
● 忘记熟悉的东西放在什么地方；
● 忘记熟人的名字，但临床检查并无记忆缺陷的依据；
● 职业、社交场合无客观的功能缺陷，对自身症状未出现过度关心。

第 3 级：轻度认知功能减退，最早而明确的认知缺陷。
其中记忆力下降是患者最早出现的症状，特别是短期记忆的下降，如：
● 刚放好的东西找不着了、刚说过的话忘记了，并且即使反复提醒也很难回忆起来，但长期记忆尚无明显缺陷；
● 出现语言障碍，可能叫不出物体名字或表达意见时用语困难；
● 对时间、人物、地点的定向力发生障碍，逐渐不能认出熟悉的人或事物，开始在并不陌生的地方迷路；
● 工作能力下降，工作稍加变动便会感到困难；
● 学习力下降，阅读一篇文章后仅能记住极少的东西，临床检查有注意力减退依据；
● 伴有轻、中度焦虑症状。

（续表）

第 4 级：中度认知功能减退。

患者短期和长期记忆均出现下降，除了很难记起最近的事，对过去的事情也出现记忆模糊和遗忘，如：

- 失语情况加重，交谈能力明显下降，甚至开始缄默；
- 需要协助社交活动，如陪同购物、赴约等；
- 此时患者需要帮助才能参与社交，如需陪同购物、赴约会等；
- 猜疑心加重，容易因小事发生争吵，性格变得自私或固执己见，情绪不稳定、情感淡漠，精神明显衰退。

第 5 级：重度认知功能减退。

患者记忆力严重丧失，但尚能保存一些与自己和他人有关的重要事件和认知，如：

- 语言功能继续下降，讲话只能限于只言片语，很难说清楚一句完整的话；
- 很难使用工具或物品；
- 一些自理能力出现问题，如沐浴更衣需要在协助下进行；
- 运算能力严重下降，例如受过教育的人难以从 40 依次减 4 进行计算；
- 通常还能知道自己和亲密的人的姓名。

第 6 级：严重认知功能减退。

患者始终处于健忘状态并影响日常生活的自理，如：

- 开始随地大小便，不会洗澡等。
- 严重失语，可能只能用一两个字来表达；
- 几乎不能使用基本的餐具，需要照顾进食；
- 失认，认不出熟悉的人或镜中的自己；
- 情绪和人格改变，如妄想、强迫症、夜间大喊大叫、攻击性行为等；
- 受过教育的人，10 以内的加减法有困难；
- 大脑控制身体的能力受到严重影响，容易大小便失禁。

（续表）

第 7 级：晚期痴呆。

患者完全丧失认知功能，如：

● 移动困难甚至完全卧床，只能发出非语言的声音或尖叫；

● 患者完全丧失日常生活自理能力，需要全天候的长期监护，并容易出现一些并发症而危及生命；

● 丧失基本的精神性技能，如不能走路，大脑似乎不能听从指挥；常出现广泛的皮质性精神系统症状和体征。

其中，第 1 级患者可能并无记忆不好的明显感受，且临床检查未显示记忆缺陷。

第 1~2 级患者多为主观陈述病症，其社会功能和职业功能并没有出现下降，日常生活基本自理，此阶段需要耐心观察和给予必要的帮助。

第 3~5 级为早期痴呆症状逐渐加重的过程，开始进入疾病发展中期阶段。

五、影响老年认知功能障碍的因素

总体来说，影响老年人认知功能障碍的因素根据是否可人为控制分为可控因素（心脑血管疾病、血压、血脂、糖尿病、体重、吸烟与饮酒、教育水平、体力劳动与脑力劳动、脑外伤等）和不可控因素（年龄、性别、遗传、家族史）。

（一）家族遗传史

一般认为，老年性痴呆的发生与基因有很大的关系。目前已知 3 个致病基因导致家族性早发性阿尔茨海默病的发病：淀粉样前体蛋白（amyloid precursor protein，APP）基因、衰老蛋白 1（presenilin 1，PSEN1）基因和衰老蛋白 2（presenilin 2，PSEN2）基因。

（二）年龄因素

老年期痴呆患病率与年龄呈正相关，据鹿特丹研究数据显示，在

2000 年，痴呆的患病率在 60~69 岁人群中约为 1‰，在 70~79 岁人群中约为 6.4‰，而在 80~89 岁人群中约为 26‰。这提示随着增龄，机体开始出现进行性衰退，各种有害物质及损伤因素不断积累，不论国别、民族、地区的差异，痴呆的患病率均呈升高趋势。

（三）文化程度

文盲及文化程度低者，痴呆的患病率高，可能与未经正规教育者神经突触较少，从而易发生痴呆有关。

（四）体力劳动者

从事脑力劳动、勤用脑、善于学习者，痴呆的患病率低。从事体力劳动者，痴呆的患病率高。

（五）脑外伤者

如拳击、车祸等，尤其伤后并发癫痫等的脑外伤都可增加患老年期痴呆的风险。这可能与癫痫发作导致脑细胞的损伤有关。

（六）脑血管疾病者

如中风、高血压、高脂血症、糖尿病、心肌梗死、心力衰竭、严重心律失常等疾病均可使痴呆的患病率增高。

（七）脑器质性精神障碍者

如帕金森病、脑肿瘤、脑积水等患者，脑神经细胞变性或受压迫致死，痴呆的患病率明显升高。

（八）接触有毒物质者

如铝、铅、汞、锰、铬、一氧化碳、抗焦虑药、抗痉挛药、有机磷、酒精等中毒者，痴呆的患病率亦增高。

第五节　老年人营养评估

一、营养的基本知识

　　"营养"这个词虽然早已为人们日常生活所习用，但是多数人对它确切的含义未必都能正确理解。我们首先应清楚什么是营养、营养学、营养素，食物与营养之间的关系，营养与健康的关系。"营养"一词，即是"谋求养生"的意思，确切地说，应当是"利用食物中的有益成分谋求养生"。但是，在日常生活的语言运用中，有时把"营养"当作食物中营养成分含量的多少和质量的好坏来使用，例如常说某种食品"有无营养"，或说某人需要"增加营养"等。人体获得营养素的基本途径是饮食。人们几乎每天都要进食，这不仅为了解决饥饿感、满足心理和社会的需要，而最根本的是满足人体的营养需要，因此，食物必须含有营养素。营养素是食物中具有营养作用的有效成分。有些物质尽管也可经口食入，进入人体，但如果不含有营养素就不能称之为食物。因此，比较准确地说，营养是人体摄取、消化、吸收和利用食物中的营养素来维持生命活动的整个过程，它是一种作用，而不宜简单地被理解为营养物质。营养学是一门研究人体正常生长发育、组织更新、功能发挥和后代繁衍所必需从食物中获得营养物质的整个过程的科学。营养学是人们合理饮食的指南，它对保障广大人民群众的身心健康、增强人民群众的体质起着重要的作用。随着我国社会主义经济的日益发展和人民生活水平的逐步提高，大众也越来越迫切地要求了解营养知识。由于过去对营养学的基础理论和基本知识的普及不够，人们往往对营养学有许多错误的理解，并造成一些经济上的不必要浪费，也给大众健康带来了不良影响。因此，普及营养知识，指导人们讲求合理营养，对全体公民都有重要意义。

营养是保证人体健康的基本条件，可以说人们的健康依赖于营养。人们每天通过进食摄取身体所必需的各种营养素，以供给人体正常的生长发育和从事各种日常社会活动的能量需要。人体需要的营养素约有几十种，概括为7大类：蛋白质、脂类、糖类（碳水化合物）、维生素、无机盐、水和食物纤维，各种营养素都有一定的营养功能，而一种营养素可兼有几种生理功能。营养与健康的关系十分密切，合理营养不仅能够增进健康，并可作为预防疾病的手段。营养失调不仅使人体质衰弱，而且可引起疾病。营养不足会引起营养缺乏病，如缺乏维生素 A 引起眼干燥症、血红蛋白不足引起贫血、缺钙引起佝偻病等。营养过剩或失去平衡，如摄入热量及脂肪过多，会引起肥胖症、高血压、冠心病和糖尿病等。营养影响机体的免疫能力，营养不良，抵抗力下降，容易感染疾病。营养还对机体的应激状态和伤病后的康复有重要影响，良好的营养能提高机体的应激能力，促进康复。营养与疾病相互影响，机体的免疫功能与营养状况有密切关系，良好的营养是发挥免疫系统正常功能的重要条件。机体的各种免疫系统（如 T 淋巴细胞、B 淋巴细胞及吞噬细胞等）都明显受营养状况的影响，营养不良会使机体免疫力下降，易患各种疾病。当蛋白质、某些微量元素或维生素缺乏时，免疫反应明显受抑制。摄入脂肪与糖类过多时，对免疫系统也有不良影响。因此，合理营养是增强机体免疫功能，调动机体主动抗病能力，预防疾病的最好措施。

二、老年营养评估的常用方法

在了解到营养之于人体的重要性后，对营养合理的评估就显得尤为重要。由于年龄增长，各脏腑生理功能减退，导致食物摄入量减少，且又受社会、心理、生理、药物、行为等诸多外在因素影响，老年人较其他年龄段的人群更易发生营养不良。营养不良是指营养的不充足状态，以摄入不充足的食物、食欲差、体型消瘦、体质量下降、不能满足机体能量与蛋白质所需为特征的营养低下状态。而营养不良不仅会加重老年人的身体功能损伤、增加入院频率及护理级别，还会增加老年人的死亡率，进而造成老年人营养状态不良的恶性循环。因此，对老年人进行营养状态评估有极其重要的意义。

营养状况评估是进行临床营养干预的第一步，而确定一个人是否存在营养风险或营养状态受损，需要应用营养评估方法的。目前对于营养风险的评估方法有多种，包括微型营养评价法（MNA）、微型营养评价精法（MNA-SF）、营养风险筛查（NRS-2002）、营养风险指数（NRI）、老年营养风险指数（GNRI）、控制营养状态评分（CONUT）、预后营养指数（PNI）、主观全面评估法（SCG）、营养不良通用筛查工具（MUST）等。各类方法使用范围有所差异，而且各有其优缺点，一直以来，无论是针对同一疾病，还是针对同一类人群，仍然缺乏统一的营养评估方法。MNA 是欧洲临床营养和代谢协会（ESPEN）推荐用于老年人营养状况评估、监测和营养风险筛查的工具。MNA 评估方法比较成熟，已在世界各地广泛使用，共有 18 个项目，包括人体测量值、精神心理、活动能力、饮食和主观评价等方面。MNA 的应用范围较为广泛，可用于临床实践和临床研究，常用于评估社区老年人，也可用于住院患者及养老院居民，其优点是包含的内容涉及范围更广泛、更全面，有较强的敏感性和特异性。对老年患者的营养状况评价更为准确。

微型营养评价精法（MNA-SF）包括体重、饮食、疾病、精神心理等方面内容，其有方便简洁的特点，便于在各医疗机构中对住院老年患者的营养状况进行快速筛查。但 MNA-SF 包含内容少，涉及范围较 MNA 小，在具体评估过程中可能存在漏诊或误诊的现象。但 MNA-SF 简单易操作，容易在临床工作中开展，并进行广泛使用。

营养风险筛查（NRS-2002）评估方法也是一个较为全面、被许多指南推荐的工具，包含饮食及体重变化、年龄、疾病的严重程度等方面内容。其最突出的优点就在于针对一些长期卧床、且不能准确测量身高和体重的患者，NRS-2002 可以选择使用人血白蛋白进行 BMI 的替代评估，扩大了营养风险评估的适用人群，尤其是一些较为严重的住院患者。这一评估方法并非专门针对老年人所设计，但一些存在记忆力减退及认知功能减退的老年患者，尤其是一些高龄老年人，亦极其适用。

老年营养风险指数（GNRI）可以通过计算老年人的理想体重，特别是无法站立的老年人，避免其因为记忆力减退等问题造成对体重变化的记忆模糊。具体方法是通过测量膝高来计算理想体重，并代入公式计算总分值。GNRI 是一种结合人血白蛋白值和实际体重及理想体重之间的差异为基础的评估工具，其考虑了与营养有关的并发症的急性和慢性原因。该方法简单易行，对于一些疾病的风险预测及预后评价有较好的优势，具有良好的应用前景，是预测住院老年患者发病率和死亡率风险的简单有效的工具。GNRI作为营养风险筛查方法，其客观、简单、易操作，在疾病预后评价方面有独特的优势，是专门为老年人制订的营养风险筛查方法。

微型营养评价法（MNA）、微型营养评价精法（MNA-SF）、营养风险筛查（NRS-2002）、营养风险指数（NRI）、老年营养风险指数（GNRI）的具体内容如下。

（1）微型营养评价法（MNA）：主要从以下几个方面进行评估并计算总分值。

表 2-5-1　微型营养评价法（MNA）

	评估内容	分数	积分
过去3个月内是否存在食量减少	严重食物摄入减少（食量减少超过75%）	0	
	中度食物摄入减少（食量减少超过10%~75%）	1	
	没有减少（食量减少 ±10% 之间）	2	
体重在既往3个月内的下降情况	大于3 kg	0	
	不知道	1	
	1~3 kg	2	
	没有下降	3	
运动能力	长期卧床或需要坐轮椅	0	
	不能外出，但可离开轮椅或下床	1	
	可以外出活动而不受限制	2	

（续表）

	评估内容	分数	积分
近3个月是否患急性疾病或心理受到创伤	是	0	
	否	2	
精神心理问题	严重痴呆或抑郁	0	
	轻度痴呆	1	
	无精神问题	2	
体质量指数 BMI（kg/m²）或小腿围	BMI<19（或小腿围 <31 cm）	0	
	19 ≤ BMI<21	1	
	21 ≤ BMI<23	2	
	23 ≤ BMI（或小腿围 ≥ 31cm）	3	
是否独立生活（无护理或不住院）	否	0	
	是	1	
每日服用处方药是否超过3种	否	0	
	是	1	
是否有褥疮或皮肤溃疡	否	0	
	是	1	
每日摄入几顿主食	1 餐	0	
	2 餐	1	
	3 餐	2	
每日至少食用1份奶制品？每周会食用2份以上豆类食品或蛋类食品？每日均有一些肉、鱼或鸡鸭肉？	选择0或1个是	0	
	选择2个是	1	
	选择3个是	2	

（续表）

	评估内容	分数	积分
每日摄入液体量（1杯=240 ml）	少于3杯	0	
	3~5杯	0.2	
	多于5杯	1	
每日2份或更多水果或蔬菜	否	0	
	是	1	
进食形式	无人协助则无法独立进食	0	
	自己可以进食但较费力	2	
	自己进食而无须帮助	0	
自我评定营养情况	自我感觉营养不良	0	
	自己不能确定	1	
	自我感觉营养状况良好	2	
健康状况与同龄人比如何？	不如同龄人	0	
	不知道	0.5	
	一样好	1	
	更好	2	
上臂围	上臂围 < 21 cm	0	
	21 cm ≤ 上臂围 < 22 cm	0.5	
	上臂围 ≥ 22 cm	1	
小腿围	小腿围 < 31 cm	0	
	小腿围 > 31 cm	1	
总分			

　　将以上各得分相加得出总分，当所得总分 ≥ 24 时，表示无营养不良及营养风险。

营养状况按所得分值可以分为 3 类：①营养正常，MNA 值 ≥ 24.0 分；②存在营养不良风险，MNA 值 17.0~23.5 分；③营养不良，MNA 值 <17.0 分。

（2）微型营养评价精法（MNA-SF）：主要评价内容为如上所述 MNA 的前 6 项内容，并将各项内容得分相加，其所得分≤ 11 分时，表示所评估对象存在营养风险，当所得分 ≥ 12 分时，说明患者营养状况良好，无营养风险存在。

（3）营养风险筛查（NRS-2002）：主要从 3 个方面进行评估并计算总分值。

表 2-5-2　营养风险筛查（NRS-2002）

	评估内容	分数	积分
1. 疾病状态	骨盆骨折；或者有以下疾病：慢性阻塞性肺疾病、糖尿病、肝硬化、肿瘤及长期血液透析	1	
	胸腹部重大手术、重症肺炎、血液系统肿瘤、卒中	2	
	骨髓抑制、APACHE>10 分的重症监护室患者、颅脑损伤	3	
2. 营养状态	营养状态良好，无进食量减少和体重下降	0	
	近 3 个月内体重下降在 5% 以上；最近 1 周的食物摄入量减少 20%~50%	1	
	2 个月内出现消瘦，体重减轻超过 5%；近 1 周进食量减少 50%~70%；BMI 18.5~20.5 kg/m^2	2	

（续表）

	评估内容	分数	积分
2.营养状态	1 个月内体重减轻超过 5%； 3 个月内体重减轻超过 15%； BMI<18.5 kg/m² （或人血白蛋白 <35 g/L）； 近 1 周食物摄入量减少 70%~100%	3	
3.年龄	所评估对象的年龄在 70 岁以下	0	
	所评估对象的年龄在 70 岁以上	1	
合计			

将以上 3 项得分相加得出总分，当总分 <3.0 时，说明患者目前尚无营养风险；总分 ≥ 3.0 时，表示患者有营养风险。

（4）老年营养风险指数（GNRI）：通过人血白蛋白及体重和身高计算而来，具体计算方法：1.489× 人血白蛋白（g/L）+41.7×（体重 / 理想体重），如果体重大于理想体重，体重与理想体重的比值以 1 计算，当 GNRI 计算分值 >98 时，说明患者无营养风险，当 GNRI 分值 ≤ 98 时为有营养风险。

三、营养缺乏的常见原因

营养缺乏是指机体摄入的营养素不足以维持正常的生理代谢功能和满足新生组织、修复损伤的需要。轻度营养缺乏可使患者体力减弱，劳动力下降，免疫力差，容易得病；而严重的营养缺乏则能直接危及生命。常见的营养缺乏有原发性和继发性两种，原发性营养缺乏是由于膳食摄入不足所引起，继发性营养缺乏是由于体内外的各种因素妨碍了食物的正常消化、吸收和利用以及各种原因增加了机体对营养素的需要量，或营养素在体内过多地被破坏与排泄所引起。

（一）原发性营养缺乏

原发性营养缺乏又称为膳食性营养缺乏，具体指食物供应不足、膳食调配或选择不当，使摄入的膳食营养素含量不足或不平衡；或由于食物加工过精过细、烹调方法不合理，使食物中营养素损失破坏过多等因素造成营养素摄入不足所引起的疾病。目前，造成膳食营养缺乏的主要原因为人们缺乏营养知识而养成的不良饮食习惯。例如，过分讲究食物的口味而采用不合理的烹调方法（淘米时反复搓洗大米、煮粥时加碱、青菜切后长时间用水浸泡等）以致丢失、破坏了食物中的营养素。偏食、挑食、嗜酒、高油高糖饮食、过多地食用精致食物等都能减少一些营养素的重要来源而引起营养不良，并影响机体对营养素的摄取量。

（二）继发性营养缺乏

继发性营养缺乏又称条件性营养缺乏，原因包括：食物摄取功能障碍，由于疾病、环境、某些药物、运动等因素使机体的基础代谢率增高，营养素的需求量增加；胃肠道功能紊乱，吸收功能障碍；人体从食物中获取的维生素必须经过转化才能发挥其生理作用，故营养素的利用障碍也可导致继发性营养缺乏；长时间高强度的运动，使营养排泄增加，也是继发性营养障碍的原因之一。

第六节　老年疾病预后评估

一、老年人的生理特点

（一）脏器的储备功能降低

老年人的脏器储备功能降低，一旦某一脏器发生病损、体力劳动强度过大或身体受到某种应激情况如手术、感染、中毒等，身体就会显现出来。随着年龄的增大，各器官的生理功能也逐渐衰退。

（二）大脑的功能减退

大脑调节内脏器官的功能和调节心理活动的能力都普遍下降，使老年人的躯体、内脏不适感增加，功能进一步减弱。认知功能、记忆功能、思维能力甚至整个智力水平都开始下降，发生认知功能障碍及抑郁的概率也会随之增高。

（三）防御反射减退

由于老年人防御反射减退，机体对各种外环境的适应和反应能力均较差。机体的免疫力和抵抗力均下降，对疾病的易感性增加，故老年人群较其他人群更易发生患感染性疾病、肿瘤等；同时，由于对突发情况反应迟钝，交通事故、跌倒、摔伤、骨折的发生率也较高。社会环境的改变，不但影响人的生活，更可能影响人的情绪。老年人对各种社会环境改变的适应能力也比青年人差。

（四）对感染的防御能力减退

老年人由于皮肤的老年性改变，对外来的防御功能降低，对外界刺激反应的敏感性相应减弱，细菌也就容易通过皮肤入侵。免疫系统是人体的第二道防线，进入老年期后，老年人的免疫功能明显下降，加上肾上腺素等分泌减少，机体对外界强烈刺激的应激能力降低，因此对抗感染的能力变差，机体修复的能力也较差，容易合并感染，疾病的恢复期延长，且恢复难度增加。

二、老年人的疾病特点

（一）起病缓慢

老年病多为慢性病，起病隐匿，发展缓慢，由于老年人自我感觉迟钝，不容易发现自己患病，因而主诉少，自觉症状轻，有时主诉与客观病情不一致。在相当长时间内无症状，无法确定其发病时间，即使有症状，也由于不明显而易被忽视，且组织器官老化的生理现象与病理现象较难区分。

（二）病情变化迅速

虽然多数老年病起病隐匿，发展缓慢，但当疾病发展到一定阶段，器官功能处于衰竭的边缘，一旦发生应激反应，可使病情迅速恶化，且患病后病情容易急剧加重。由于老年人体内调节及应激能力差，防御系统弱，同时患有几种疾病，因此疾病发作时，原来处于稳定状态的疾病也开始出现问题，病情发展迅速、复杂、症状多，容易出现危象又不易控制。恢复较慢，且并发症也多。

（三）发病方式独特

老年人尤其是 75 岁以上的老年人，其最脆弱的部位是脑、下尿路、心血管及骨骼系统。临床上常以跌倒、不想活动、精神症状、大小便失禁及生活能力丧失之一项或几项同时出现。

（四）病程隐匿，表现不典型

由于老年人的反应力及感受力降低，往往疾病已经发展得较严重，但常无明显自觉症状，或自觉症状轻微，或症状表现不典型。易出现与疾病无关的异常改变。一般以精神不振、情绪异常为首发症状。少数情况下也可表现为人格改变。

（五）多病共存

同一老年患者可同时存在多种疾病，常多个系统疾病并存，如呼吸系统的肺炎和循环系统的冠心病；同一系统多种病变，如慢性阻塞性肺疾病、肺炎、肺结核等；同一脏器多种病变，如冠心病、肺心病、瓣膜的退行性病变可同时存在。

（六）特殊的生活方式影响病情

老化引起的感知力和表达能力的改变，易造成临床症状和体征的假阴性或假阳性。如由于缺乏活动，可掩盖心脏病常有的气短和胸闷、胸痛。

三、影响老年人疾病的因素

除了生理特点影响疾病预后的评估外，老年人的心理状态对疾病预后也有重要作用，良好的心态往往对疾病的预防和治疗有正向循环作用。而老年人退休后空闲在家，失落感较大，常感到生活单调、乏味、寂寞、无聊，进而易演变为孤独、焦虑、情绪不稳。

四、常见疾病的预后评估

老年病的预后特点为治愈率低、致残率高、并发症多、死亡率高。而预后评估的实质是根据预后因素与疾病结局之间的关系推断患者的预后情况，明确能影响疾病结局进展或发生概率的因素是疾病三级预防的重要切入点。多病共存是老年病临床特点之一，多种疾病的病理机制和治疗方案可能存在矛盾，从而影响疾病的预后，治疗应从整体情况、预期寿命及优先解决的问题等方面综合考虑。

以老年性高血压为例，老年人的慢性病中以高血压的患病率最高，流行病学和大规模临床试验表明，高血压在心脑血管事件的发生和发展过程中起着重要的作用，严重影响老年人的健康和生活质量，老年高血压患者中约半数以上为单纯收缩期高血压，其中一部分是从老年前期的舒张期高血压演进而来，大部分是由于大动脉内膜和中层变厚，胶原、脂质和钙含量增加导致其弹性减退，顺应性下降而产生。以往认为，舒张压是原发性高血压并发症的主要决定因素，因而治疗高血压注重其舒张压的下降，并认为收缩压随着年龄的增加而升高是老年人正常的生理现象，但随着流行病和循证医学对高血压机制的研究发展，发现收缩压是发生高血压并发症的主要决定因素，是心脑血管事件危险的预测因子。收缩期高血压较舒张期高血压或收缩、舒张双期高血压对心脑血管具有更大的危险性。因此控制高血压是老年人预防心脑血管病及降低死亡率的关键。有效控制收缩压可以减少患者的心脑血管事件发生率，明显改善预后。

五、预防措施

（一）保持最佳的心理状态

对有不良心理状态者，医生和家属应加强心理疏导，帮助患者实现自我调控、自我解脱，使其在任何挫折困难面前都能想得通、看得开、放得下。

（二）建立健康的生活方式

养成良好的卫生习惯，要勇于向自己的不良生活方式挑战。健康的生活方式是指衣、食、住、行都严格按照科学的要求，做出合理、恰当的安排。

（三）合理的膳食结构

全面均衡的营养是保证健康、预防疾病的基本要素。老年人合理膳食结构的原则是低脂肪、低胆固醇、低盐、多纤维，充足的维生素，适量的微量元素，足量的优质蛋白，以及热能均衡。

（四）适度运动锻炼

老年人参加运动应遵守循序渐进的原则，要因人、因时、因地而异，要根据不同的年龄、体质、健康状况，选择适合本人身体状况的锻炼方式。

（五）加强健康教育及健康促进，提高自我保健能力

老年人是一个体弱多病的群体，需要有组织、有计划、有目的和系统地进行健康教育和健康促进，不断提高其自我保健、自我防治疾病的意识和水平。

（六）改善和保护环境

环境是人类赖以生存发展的外部条件和物质基础，只有处理好人类与环境的关系，才能避免环境失衡给人类健康造成的危害。

第三章
衰老的常见临床后果

第一节 病理学

　　衰老作为一种自然的生命现象，是生物随着年龄增长出现的全身形态结构与生理功能不可逆的退行性变化，具有普遍性、累积性、渐进性和不可逆性。从病理学上讲，衰老是由于多种因素导致机体结构和功能逐渐衰退、适应能力和抵抗力下降的过程。衰老的病理机制颇为复杂，目前医学上有关衰老的病理学研究理论较多，大致分为两大类型：一类为遗传因素影响，另一类则以环境伤害为主。本节拟分别介绍这两大类型衰老机制理论。

一、遗传因素影响

（一）基因调控与衰老

不同物种、同一物种中的不同个体、同一个体的不同组织细胞，衰老的速度均各有差别。国内外也有研究表明，父母的寿命长短直接关系子女的健康状况，父母越长寿，相对来说其后代罹患各种慢性疾病和重大疾病的风险越低。综上可以看出，物种的寿命主要受遗传物质影响，衰老过程存在着遗传基因程序调控。生物体内有很多与衰老相关的基因，目前发现与衰老和寿命有关的基因已达几十种。但是衰老并非由单一基因决定，而是由一系列衰老相关基因激活和阻抑以及其基因表达产物作用的结果。遗传学家和生命科学家曾利用多种动物模型进行研究，证实了一些基因调控的改变在衰老以及与衰老相关疾病的发生过程中起着关键作用，例如沃纳综合征（Werner syndrome），又称成人早老综合征，就是由 WRN 基因突变所致的一种遗传性疾病，该病可累及皮肤和结缔组织、内分泌，以及代谢系统、免疫系统和神经系统等，患者临床特征主要表现为过早衰老和早发肿瘤。

（二）细胞凋亡与衰老

细胞凋亡是指为保持内环境稳定，由基因控制的细胞自主的有序性死亡，又称"细胞程序性死亡"。机体的生长发育及衰老都离不开细胞凋亡的调节，而在衰老过程中细胞凋亡的作用主要表现为两种形式：一是清除已经受损的和功能障碍的细胞（如肝细胞、成纤维细胞），这些细胞被纤维组织替代，继续维持内环境稳定；二是清除不能再生的细胞（如神经元、心肌细胞），这些细胞无法被替代从而导致病理改变。通过以上机制，细胞凋亡使体细胞特别是具有重要功能的细胞如脑细胞数量减少，造成其所组成的重要器官如脑皮质的萎缩等老年性进行性病理过程。

当细胞凋亡调节机制出现异常导致细胞凋亡改变时，在一定程度上也促进了机体老化和疾病的产生。细胞凋亡加速可引发衰老，老年人群出现的一些神经退行性疾病如阿尔茨海默病、帕金森病、亨廷顿病等就是因为神经细胞凋亡过盛而产生的。此外，部分衰老的组织细胞能够抑制细胞凋亡，导致机体无法及时清除受损或多余的细胞，造成内环境稳态破坏，衰老细胞不断在体内积累从而影响组织的功能。同时，由于衰老细胞积累过多容易发生突变，细胞凋亡紊乱，从而诱导肿瘤细胞的无限生长，这也是老年人肿瘤发病率高的原因之一。

（三）DNA 损伤积累与衰老

DNA 分子损伤的累积和修复能力的减退与衰老密切相关。为什么这样说呢？ DNA 损伤是指正常人类细胞中的 DNA 在复制过程中受到内、外源性损伤因素影响，发生碱基序列改变使 DNA 单、双链断裂，导致传递至下一代的遗传信息发生错误。但细胞自身具有一整套 DNA 修复系统，可不断纠正复制错误、修补断裂的 DNA 链，从而保证遗传信息由亲代准确地传至子代。然而细胞 DNA 的这种修复能力会随着年龄的增加而降低，造成 DNA 损伤积累，错误的遗传信息不断累积，引起基因变异和表达异常，最终导致细胞衰老直至死亡。此外，即使是衰老细胞，当 DNA 受损时其同样具备一定的自我修复能力，但与正常细胞相比衰老细胞的 DNA 更容易受到损伤，修复功能较差。因此增强

DNA 损伤的修复能力在一定程度上有利于延缓衰老和防止一些衰老相关疾病的出现。

（四）端粒长度与衰老

端粒位于真核细胞染色体末端，由端粒 DNA 和结合蛋白组成，主要功能为维护染色体结构的稳定，防止其重组和丢失，从而保证生物遗传性状的稳定性。人类的染色体末端普遍存在端粒，但各类细胞的端粒长度有所区别，如生殖细胞的端粒比体细胞长，并且生殖细胞中端粒酶活性较高。

端粒的长度在出生时由遗传因素决定，其缩短与细胞分裂次数及每次细胞分裂端粒缺失长度有关。正常体细胞由于缺少端粒酶，随着年龄的增长不断进行分裂、增殖后，根据 DNA 的半保留复制特性，细胞端粒长度也随细胞分裂逐渐缩短。当端粒缩短达到一定的界限时，染色体结构稳定性下降，细胞停止分裂，逐渐走向衰老和死亡。大量研究发现，老年人与年轻人相比较，其细胞端粒长度明显缩短。而且端粒长度与衰老存在着一定的关系，在个体的衰老过程中，正常人的外周血白细胞端粒长度随增龄而缩短，由此可见端粒长度与年龄呈负相关。除了年龄以外，一些社会环境等其他因素也能影响端粒长度改变，从而导致衰老。

二、环境伤害与衰老

（一）自由基损伤论

自由基损伤是从环境因素对衰老产生影响的角度提出的一种理论，这里的"环境"既包括生物体外部的环境，又包括生物体内部的环境。

人体内会产生一类具有高度活性的物质称为自由基，它们是带有不成对电子的原子或分子。自由基主要来源于外界环境和机体正常的代谢过程，其中性质活泼的氧自由基对机体的危害最大，不过氧自由基的生成与清除一般处于动态平衡状态。现代医学研究发现，当机体遭受有害环境刺激后，大量的自由基在组织或者细胞内聚集，不仅破坏生物膜和蛋白质，也对细胞的线粒体 DNA 造成损伤，致使脂褐素沉着，诱发基因突变等，造成细胞的损伤甚至死亡。而机体衰老正是由于机体组织细胞对氧自由基的清除能力降低，从而导致细胞损伤、组织器官功能下降等。

（二）神经内分泌功能降低

神经内分泌系统功能降低与机体衰老有密切关系。随着年龄的增加，人体脑神经细胞逐渐减少，运动神经传导速度和感觉神经传导速度也随增龄而降低，因此机体老化后大脑的各种思维活动能力以及体能均有一定程度的下降。并且在年龄增长过程中，下丘脑—垂体—肾上腺轴的调节功能亦发生衰老性改变，合成分泌激素减少，同时机体靶细胞对某些激素或活性物质的反应性下降，这些因素促使机体整个内分泌系统功能的紊乱和减退，从而加速机体衰老过程。

（三）免疫功能退化

人体内有一套可以阻挡外界病原体（细菌、病毒、其他微生物等）入侵以及清除已入侵病原体和其他有害物质，从而维持机体环境稳定和生理平衡的保护防御系统，也就是我们熟知的免疫系统。而免疫系统是机体执行免疫应答及免疫功能的重要系统，由免疫器官（骨髓、胸腺、淋巴结、脾等）、免疫细胞和一些免疫活性物质组成。其中 B

淋巴细胞参与体液免疫，产生并分泌抗体，T 淋巴细胞则执行细胞免疫的功能，可直接杀伤体内被病毒感染的细胞及肿瘤细胞。医学研究表明，随着人体的衰老，胸腺逐渐萎缩和退化，胸腺素分泌减少，T 淋巴细胞数量明显减少且功能减弱。这不仅导致老年人免疫系统功能下降，更容易感染疾病，同时由于衰老过程中机体对抗原识别反应功能发生障碍，有可能把自身的某些组织误认为抗原而发生免疫反应，从而诱发一些自身免疫性疾病的产生，加速机体的衰老与死亡。

第二节　衰老过程中产生的各种变化

衰老是一个极其复杂、缓慢的生物学过程。在缓慢衰老的过程中，机体的各种生理功能、生化代谢、组织结构等随着年龄增长不断发生老化改变，具体表现在器官、组织、细胞和分子水平的老化。任何生物个体都会发生衰老的改变，但就整个机体而言，不同的器官衰老的起点和衰老的速度可能并不一致。本节将从生理性变化、病理性变化及心理性变化来阐述人体衰老过程中的各种变化。

一、生理性变化

（一）机体结构组织和构成物质的丧失

衰老过程中，机体的结构、组织成分的改变是逐渐而缓慢的，表现为水分减少、细胞数量减少、脂肪组织增多、内脏和肌肉萎缩等。正常成年男性体内的水分占体重的 60%，女性占 50%，而老年男性体内的水分占51%，老年女性占42%~43%。细胞数量则减少到原有的30%，细胞内水分也明显减少，细胞外液及血液总量无明显改变。并且，衰老机体减少的细胞主要为组织细胞，致使器官萎缩，尤以骨骼肌、肝、脾等萎缩明显。据研究发现75岁老年人与25岁青年人比较，组织成分由17%下降至12%，减少约30%；骨髓由6%下降至5%；细胞水分由42%下降至33%；而脂肪由15%增加到30%，老年人若摄入过多热量，消耗热量又明显减少，多余的热量便转化为脂肪从而逐渐肥胖。由此可见，老年人的组织成分及水分占人体的比例都在逐渐减少，然而在实质成分减少的同时，脂肪的比例却大大增加，增加量甚至超过所失去的细胞数量。

衰老机体外貌的变化通常表现为皮肤皱褶、粗糙，弹性降低，出现老年斑，头发变白、变脆、容易脱落等。随着年龄的增长，皮肤细胞水分、皮下脂肪及弹力组织逐渐减少，皮脂腺分泌减少，导致老年人的皮肤干燥粗糙，脸部皱纹增多。老年斑则是由于机体老化致新陈代谢减慢，大量色素颗粒在体内沉积而成。此外，老年人毛囊功能逐渐下降，加上体内合成的黑色素减少，从而出现头发状态的改变。而身高在衰老过程中有明显变化，一般在20岁左右达到高峰值，之后便不再增高而逐渐下降。这是由于人体开始衰老后，椎间盘组织发生萎缩性变化，脊椎的弯曲度增加，脊椎骨扁平化及下肢弯曲所致。同时，老年人身高下降也与钙代谢异常导致的骨质疏松，细胞和脏器组织脱水、萎缩有关。至于体重的改变规律则不完全一致，可能具有个体差异性。一般男性在30~40岁、女性在40~50岁体重达到峰值后，随年龄增加一些器官、肌肉组织及骨骼量减少，出现体重逐渐下降。但是生活中也有一些老年人由于体力活动减少，脂肪组织堆积，导致体重增加。

（二）机体代谢率的降低

衰老过程中人体内的新陈代谢逐渐减缓，基础代谢率随增龄而降低，能量消耗减少，并且机体对糖类、脂肪、蛋白质等物质的代谢也发生了一系列变化。随着机体的衰老，细胞摄取吸收葡萄糖的能力下降，从而导致老年人糖耐量减低，糖氧化代谢也明显低于青年人。这是因为人体老化后的细胞缺少胰岛素受体，胰岛 B 细胞对葡萄糖的敏感性也随增龄而降低。此外，由于老年人体内参与脂肪分解的脂肪酶活性下降，脂肪合成代谢增多，分解代谢减少。机体脂肪合成与分解失去平衡，因而导致老年人脂肪组织中的脂肪过度累积，许多组织细胞膜的脂肪含量也增多，同时血清胆固醇水平及主动脉内膜的各种脂质也都会随增龄而增加。机体发生衰老时氨基酸转化速度明显变慢，蛋白质的合成代谢降低，体内蛋白质的分解速度大于合成速度，从而出现体重减轻、肌肉萎缩等改变。

（三）机体和器官功能减退

随着年龄的增长，机体各组织、器官在衰老过程中缓慢不断地发生退行性改变，各种生理功能也随之下降，这种变化使人体内的储备能力不断下降，因此当遇到外界环境变化时，如寒冷、饥饿、疲劳、精神创伤等，老年人的耐受能力明显比其年轻时差。此外，衰老机体的应激能力也逐渐减弱，内环境稳态失调，致使机体对各种应激反应能力下降，例如老年人的体温调节功能减弱，体表散热较差，在高温条件下容易发生中暑，寒冷时则易出现感冒、咳嗽等呼吸道感染疾病；

运动时心率和心脏排血量与青年人相比明显降低；思维能力下降，语言能力较差；步行速度减慢，平衡能力较差，存在跌倒、坠床等意外事故发生的风险因素。

同时，衰老过程中由于机体生理功能的减退，尤其是免疫系统功能减退，机体的抵抗力呈现不同程度的下降。因此老年人往往很容易遭受外界致病因素的感染，甚至某些条件致病菌也会使老年人感染患病。衰老机体除了疾病易感性增加外，其免疫、识别和监视能力下降，也容易导致一些自身免疫性疾病和恶性肿瘤的产生。而老年人生活自理能力的下降也会随年龄的增长而逐渐表现出来，主要原因为智力、视力、听力、骨关节等生命器官功能的明显衰退，并逐渐随增龄而加重，60 岁以后较为明显。

衰老过程中，脑、肾、肝脏、胃肠功能及代谢能力均随年龄的增加而有不同程度的下降，具体内容可见第三节。

二、病理性变化

（一）影响某些疾病的临床表现

衰老过程中，机体的生理功能减退，人体的抗病能力和对疾病的反应性也相应出现不同程度的降低，因此老年人发生疾病后的临床表现有所不同，出现的一些症状和体征并不明显。

1. 甲状腺功能亢进

甲状腺功能亢进是由于多种因素导致体内甲状腺激素水平升高，引起神经、循环、消化等系统兴奋性增高和代谢异常亢进的一种临床综合征，典型症状表现为激动、兴奋、出汗、甲状腺肿大、眼球突出、食欲亢进和大便次数增多等，多见于中青年女性。然而随着年龄的增长以及身体功能的逐渐下降，部分老年人也会出现甲状腺功能亢进。但老年人与年轻人的临床症状不尽相同，其神经精神兴奋性表现少见，而多表现为神志淡漠、反应迟钝、乏力、嗜睡等。同时，由于衰老机体的组织反应性和增生能力减弱，且有些组织已经发生老年性萎缩，老年甲状腺功能亢进的甲状腺肿大及眼球突出等体征并不明显。此外，合并有心血管疾病的老年甲状腺功能亢进患者在大量的甲状腺激素作用下，心脏的负担加重，可出现房性心动过速、心房颤动、心绞痛，心肌缺血程度加重甚或出现心力衰竭。

2. 急性心肌梗死

老年人发生急性心肌梗死时可无典型的心前区疼痛，临床症状有可能表现为心律失常、心力衰竭，甚至只有一般性的衰弱或意识障碍，或者表现为突然上腹不适、恶心、呕吐等消化道症状，或者表现为咽喉部、牙齿等其他部位疼痛等。在临床上，这种无痛性急性心肌梗死在老年人中的发生率比青年人多，特别是伴有糖尿病的高龄患者，往往多表现为无痛性心肌梗死，容易被患者或家属忽视，延误就诊从而错失最佳的治疗时机。

3. 肺炎

老年肺炎的临床表现也不典型，往往起病隐匿，常无咳嗽、咳痰、发热、胸痛等症状，大多表现为症状缺乏特异性的五联征：跌倒、神志改变、二便失禁、自主活动减退、食欲减退等，被称为"无呼吸道症状的肺炎"。同时，老年人基础体温较低，对感染的发热反应能力较差，因此即使是患上肺炎链球菌肺炎也很少有典型的寒战、高热、铁锈色痰和大片肺实变体征。与中青年人相比，老年人肺炎的病程比较长，炎症吸收也较为缓慢，容易反复发作，预后差。

（二）诱发更多及更严重的疾病

大量研究表明，衰老是多种慢性疾病的最大危险因素。随着年龄增长，老年人各器官、系统的功能退化，慢性病发病率增高，并且往往呈现出多种疾病同时或先后发生的特点。多病共存的表现形式可以是同一器官的多种病变，以心脏为例，冠状动脉粥样硬化、肺源性心脏病、传导系统或瓣膜的退行性病变可同时存在；也可以是多系统疾病同时存在，如临床上不少老年人除了患有高血压病、糖尿病之外，还同时患有冠心病、慢性支气管炎或伴随肝肾功能减退等。

衰老降低了机体发生疾病的阈值，从而诱发更多疾病的产生。以跌倒为例，对青年人来说一般不会有明显的后遗症；而老年人由于年龄相关性骨质缺失，发生跌倒后往往导致骨折，造成行动困难或长期卧床，诱发其他疾病的发生。此外，衰老过程中一系列的病理变化也容易导致老年综合征的出现，它是指老年人由于多种原因或多种疾病造成非特异性同一临床表现或问题的综合征，具体包括痴呆、谵妄、抑郁、睡眠障碍、晕厥、跌倒、疼痛、尿失禁、便秘、多重用药等。老年综合征严重影响了老年人的生活功能和质量，并加速了衰老与死亡。

另外，衰老也会加重老年患者的许多疾病，影响治疗或手术效果。衰老的程度越重，机体的生理功能越差，生活质量越低，个体的预期寿命就越短。由于机体发生衰老后组织器官的储备能力和代偿能力下降，在急性病或慢性病急性发作时，老年人往往容易出现各种危象和脏器衰竭等。例如，老年人的消化性溃疡平时并无明显的胃肠道症状，直至发生消化道大出血就诊时才发现已经并发出血性休克和肾衰竭，病情迅速趋于恶化，治疗效果不佳。罹患重症肺炎的老年人则可能很快相继发生呼吸衰竭、心力衰竭、感染性休克、多系统器官功能衰竭而死亡。

三、心理变化

人们在关注躯体衰老的同时，往往容易忽视心理衰老的存在。随着机体各系统、组织、器官的渐进性衰退，老年人对外界社会的适应能力逐渐下降，加上其在社会和家庭中的角色发生转变，其心理状态通常也会发生一些变化，具体表现为以下几点。

（一）产生衰老感

难以客观、坦然地接受自我衰退现象；总认为自己老了以后是家庭和社会的累赘，失去存在价值，从而产生无用、消沉、悲观感，寡言少语，整日闷闷不乐。

（二）记忆力和思维能力减退

记忆力降低，记忆速度明显减慢，对过去的事情要比近期发生的事情记得清楚；思维的敏捷灵活性下降，注意力不集中，对学习新生事物感到吃力，甚至抗拒学习新知识及接受新事物。

（三）容易怀旧

对新鲜事物缺乏好奇心，想象力衰退；喜欢回忆过去，经常和人们谈论过去的事情和亲身经历，往往与别人反复讲述同一件事情。

（四）情绪变得不稳定

迅速出现明显的情绪变化，遇事容易一会儿高兴，一会儿生气，反复无常，如孩童一般；比较容易动感情和在感情上被人同化。

（五）孤独感

老年人无法适应退休后的生活，社交范围缩小，加上子女成家立业后常因为工作、家庭等原因不能经常回家，容易产生孤独感；性格由外向转为内向，逐渐形成孤独的生活习惯和行为，很少与外界接触。

（六）焦虑感

经常有莫名其妙的焦虑感，特别是老年女性更容易产生焦虑不安，当环境中有不利因素时，焦虑感更为明显；对生活中的一些事物有力不从心的感觉，心烦意乱、情绪易激怒，因此可能出现头晕、头痛、失眠等精神躯体和自主神经功能紊乱等症状。

（七）抑郁

老年人心理比较脆弱，身体各方面功能衰退，如遇到生活以及疾病等诸多困难时常过分伤心、紧张，觉得无力去克服，对未来缺乏希望，容易产生抑郁等消极心理，严重者可有自杀的倾向和行为。

（八）恐惧感

老年人产生恐惧感主要来源于疾病和死亡的威胁，由于病痛的折磨或受他人病痛的暗示，总是怀疑或断定自己患了某种严重疾病（如癌症等），从而产生恐惧心理，表现出对疾病的回避行为，不愿意去医院就诊治疗；经常想到自己已临近死亡而害怕不已。

第三节　衰老对特定脏器和系统的影响

一、心血管系统及年龄相关症状

（一）正常生理状况

心血管系统又称循环系统，主要由心脏、动静脉、毛细血管和流动于其中的血液等组成。血液循环的意义在于：完成体内的物质运输、维持内环境稳态、保证机体新陈代谢的顺利进行。而心脏是血液循环的动力器官，实现泵血功能，分为左、右心房和左、右心室四个腔。右心房舒张时接受躯体流回的乏氧的静脉血，收缩时把血液压入右心室，右心室收缩时再将其泵入肺；在经过充分气体交换后，左心房舒张接受富氧的动脉血，左心室舒张时二尖瓣打开，血液由左心房流向左心室，左心室再收缩把血液泵到全身组织器官。在神经、体液和自身调节下，心脏依据机体代谢的需要迅速反应，以维持适当的心排血量。血管则是运送血液的管道系统，其中动脉的管腔小、管壁厚、弹性大，可以承受从心脏搏出的压力较高的血液；静脉管径大，具有静脉瓣，可防止血液倒流；毛细血管管径最细，管壁最薄，分布最广。

（二）衰老对心血管系统的影响

1.心脏功能改变

衰老过程中，大多数脏器呈现萎缩性改变，但与之不同的是心脏可随年龄增长逐渐增大，一般表现为左心室肥大。20岁左右的年轻人心脏质量约 250 g，而 60~70 岁老年人的心脏质量可达 300 g 以上。随着年龄的增加，心瓣膜纤维化、僵硬，心内膜增厚、硬化，心肌增大，心肌纤维内脂褐质沉积，致使心脏呈棕褐色改变；心脏内的纤维组织增多并取代弹性组织，从而发生心肌硬化，顺应性降低，心肌重量增加。由于左侧房室承受的血流压力较大，其改变较右侧房室明显，左室壁增厚，致使心肌收缩力下降，舒张不完全，心排血量和每搏输出量都减少。正常人心排血量为 5 L/min，大多数老年人心排血量低于 5 L/min，成年后每增加 1 岁，心排血量减少约 1%，心脏指数减少约 0.8%。这些变化均可导致心力贮备降低，因此老年人在心脏负荷较大时（如劳累、输液、高热、贫血等）容易诱发心力衰竭。

2. 心脏传导系统改变

窦房结是心脏正常的起搏点，位于右心室壁内的窦房结内的起搏细胞发生兴奋并将冲动传导到心脏各部，促使心房肌和心室肌按一定节律收缩，从而维持心脏的节律性搏动。机体老化后窦房结的起搏细胞数量减少，窦房结出现纤维化及脂质浸润，影响了窦房结的生理功能，加上神经支配改变，导致心跳变慢和期前收缩的出现。同时，心脏左侧结缔组织的硬化可影响房室束等传导系统，致使老年人窦性心律随年龄增大而逐渐下降，并出现异常节律或心律失常。

3. 血管系统改变

在血管系统变化中，动脉硬化最为常见，随着年龄的增加，脂肪和钙容易沉积在血管壁上，血管的厚度增加，出现斑块，再加上动脉管壁纤维组织增生，血管弹性逐渐降低，僵硬度增加。心脏的冠状动脉内膜增厚、管腔狭窄时，往往造成不同程度的心肌缺血缺氧，因此冠状动脉粥样硬化性心脏病也成了老年人的一种临床常见疾病。此外，老年人血压可随增龄而升高。由于血管弹性降低、管腔变窄、血流速度减慢、周围血管阻力变大，动脉收缩压可上升很高而舒张压较低，同时对休克及血容量变化的代偿能力降低。而作为微循环结构的毛细血管数量减少，血流变慢，通透性下降，从而导致整个微循环的代谢率下降。

4. 心血管系统自我调节功能改变

由心血管系统产生和分泌的激素在体内具有重要的生理功能，它们相互联系，相互制约，共同形成一套完整的神经内分泌调节系统，参与对心血管的功能调节作用。随着年龄的增加，心血管系统分泌的心房利钠肽、脑钠肽、内源性类洋地黄素、抗心律失常肽、心肌生长因子等多种激素和生物活性物质分泌减少，以及局部肾素－血管紧张素系统的改变，使得机体对于周围刺激失去应有的应激反应能力，会引起心血管系统功能紊乱，甚至造成一些疾病的发生，如高血压、心肌缺血、心肌梗死和心律失常等。

（三）相关疾病及症状表现

1. 冠心病

冠状动脉粥样硬化性心脏病，简称冠心病，其发生与年龄关系密切，由于冠状动脉随增龄容易发生硬化，形成粥样斑块、管腔狭窄，导致心脏供血不足，因此老年人的冠心病发病率高于年轻人。冠心病老年患者的临床症状呈多样化，有的可表现为典型的心绞痛或心肌梗死症状，出现心前区剧烈疼痛；有的则疼痛不明显，而是出现胸闷气短、心悸、疲劳乏力等症状，还可能出现各种心律失常的状况；疼痛位置也不一定在心前区，可出现上腹部不适或咽痛、牙痛等。甚至部分老年人发病时无痛性特征，而是突然出现气急、头晕、咽部堵塞感或濒死感。当冠心病导致心肌缺血出现心力衰竭时，还可以出现呼吸困难以及肺源性水肿等心力衰竭的症状表现。

2. 心力衰竭

心力衰竭的出现往往是因为老年人心脏收缩能力下降，导致器官组织血液灌注不足，无法维持人体正常活动。老年心力衰竭患者的首发症状可出现呼吸困难、发绀、胸闷、活动后气急、夜间阵发性气喘、端坐呼吸等典型心功能不全的表现，部分老年人轻、中度心力衰竭时无明显的症状和体征，单凭临床表现很难做出早期诊断。严重心力衰竭患者可出现潮式呼吸，呼吸逐渐增强增快又逐渐减弱减慢，与呼吸暂停交替出现，呈周期性变化，提示预后不良。

3. 血压异常

高血压老年患者的血管弹性降低，多表现为单纯收缩期高血压，舒张压变低，脉压明显增大，临床可出现头痛、眩晕、耳鸣等症状。正常人的夜间血压水平一般比白天降低 10%~20%，而老年高血压患者的血压昼夜节律发生异常，表现为夜间血压下降幅度小于 10% 或者超过 20%，晨峰高血压现象比较常见，导致心、脑、肾等靶器官损伤的危险增加。同时，由于老年人体内的血压调节机制功能减退，动脉血管硬化，顺应性降低，血压随情绪、季节、体位等因素变化后会出现明显的波动。如直立性低血压，便是当体位突然由卧位转为站立位后人体的收缩压至少下降 20 mmHg 或舒张压至少下降 10 mmHg 而引起的低血压，大脑一时供血不足，容易出现头晕、黑蒙、跌倒甚至晕厥等症状。

（四）相关应对措施

1. 加强慢性病管理

高血压、高血脂、糖尿病等疾病都是造成血管老化的高危因素，治疗这些疾病，对延迟血管老化、保护血管健康有很大的作用。所以要注意做好血压、血糖、血脂监测，如果有问题及时就诊治疗。

2. 合理膳食

要合理安排饮食，忌大鱼大肉、暴饮暴食。饮食要清淡，多摄入富含维生素 C 的蔬菜、水果，从而减少胆固醇在血液中的积蓄。

3. 增加运动

运动可以加速新陈代谢，可以提高动脉血管弹性，改善血液循环，并且能够改善自主神经功能，舒缓身心，降低血管紧张度。

4. 戒烟限酒

吸烟会引起血管内皮的损伤，增加动脉粥样硬化的发病率。过量饮酒会增加高血压、高三酰甘油、肝脏损伤和肥胖的风险，从而增加动脉粥样硬化的发病率。

5. 保证睡眠

如果睡眠没有得到保障，体内的神经内分泌紊乱，就很容易引发血管老化，并且还会增加患上心脑血管疾病的概率。保证机体获得一个良好的睡眠状态，更有利于稳定内分泌调节系统，放松身心，延缓血管老化。

6. 愉悦心情

减轻精神压力，保持心态平衡。心情愉悦时，副交感神经兴奋性增强，心率减慢，血管紧张度减低，外周阻力降低，血管壁的压力降低，起到了"减压泵"的作用，能够放缓血管老化速度。

二、呼吸系统及年龄相关症状

（一）正常生理状况

呼吸系统包括肺、呼吸道和胸膜等组织，主要功能是与外界进行气体交换，呼出二氧化碳，吸进氧气，进行新陈代谢。其中，肺是气体交换的主要场所，吸入空气中的氧气透过肺泡进入毛细血管，通过血液循环输送到全身各个器官组织，而各器官组织产生的代谢产物如二氧化碳再经过血液循环运送到肺，然后经呼吸道呼出体外。

呼吸道由鼻、咽、喉、气管、支气管和肺内的各级支气管分支所组成，除了可以通过调节气道阻力从而调节进出肺的气体的量、速度和呼吸功外，还具有一定的保护和防御作用，呼吸道的任意部位发生狭窄或阻塞都会影响气体的通行。临床上，以喉部环状软骨为界将从鼻到喉这一段称为上呼吸道，喉以下的气体通道（包括肺内各级支气管）部分称为下呼吸道，其中鼻既是气体出入的门户，能净化吸入的空气并调节其温度和湿度，也是嗅觉的感受器官；咽是食物与气体的共同通道；喉兼有发音的功能。

（二）衰老对呼吸系统的影响

1.胸廓改变

老年人由于胸骨和脊椎骨发生退行性变化，关节韧带硬化，活动度降低，收缩力减弱，胸壁僵硬变形，顺应性降低，导致胸壁运动受限。而呼吸肌力量也随着年龄增长而下降，因而老年人出现胸式呼吸减弱，腹式呼吸增强。

2.肺功能进行性下降

老年人肺的结构出现退行性变，肺泡壁变薄，泡腔扩大，弹性降低；肺组织重量减轻，呼吸肌萎缩，肺弹性回缩力降低，加上肺血流量减少，肺毛细血管数目变少，导致肺功能随增龄呈进行性下降，表现为肺活量降低，残气量增多，换气效能减弱。同时，由于老年人肺残气量及无效腔通气量/潮气量增大，肺泡通气量下降和肺弥散量减少，导致老年人的动脉血中含氧量减少，氧分压降低，可影响机体组织的氧供应。而且衰老机体对低氧血症和高碳酸血症的通气反应减退，也可出现呼吸调节障碍。此外，衰老时机体的咳嗽和反射功能减弱，使滞留在肺内的分泌物和异物增多，容易导致肺部感染的发生。

3.呼吸道功能减退

随着年龄的增长，老年人的鼻黏膜腺体萎缩，分泌物减少；咽喉黏膜萎缩，咽腔扩大；甲状软骨骨化，防御性反射变得迟钝，这些变化导致上呼吸道对有害物质刺激的防御性大大降低。会厌反射功能降低，咽缩肌活动减弱，易发生吞咽障碍，也易使食物及咽喉部寄生菌进入下呼吸道，从而引起吸入性肺炎。同时，由于喉肌和喉部的弹性组织发生萎缩性变化，老年人发音响亮度减弱。

衰老过程中，气管、支气管黏膜出现萎缩，弹性组织减少，纤维组织增生，黏膜下腺体和平滑肌萎缩，支气管软骨钙化、变硬、管腔扩张；小气道分泌亢进，黏液潴留，气流阻力增加，容易发生呼气性呼吸困难。衰老机体的呼吸道整体防御功能下降，对于一些侵入呼吸道的有害物质，人体往往不能及时通过防御反射排出体外，就容易导致下呼吸道阻塞、感染，因此老年人慢性支气管炎的发病率较高。

（三）相关疾病及症状表现

1. 老年性肺气肿

随着年龄的增加，老年人肺组织弹性减弱，通气功能降低，肺泡潴留气体增多，导致肺泡腔扩大从而表现出老年性肺气肿。老年性肺气肿属于生理性的退变，与年龄增长、吸烟、环境污染、反复呼吸道感染、体质因素有关。一般 70 岁以上的老年人都有不同程度的肺气肿，但大多数可没有任何症状；而原本患有支气管炎、支气管哮喘等呼吸系统慢性疾病的老年人，由于细支气管损伤变窄产生不完全性阻塞，并伴有肺泡壁的损伤或破裂，导致肺容积增大，含气量增多，容易继发肺气肿。老年性肺气肿的首要症状是咳嗽、咳痰、气短等，长时间后会出现逐渐加重的呼吸困难，最初仅在劳动、上楼或爬坡时出现；随着病变的发展，在平地活动甚至休息时，也会出现胸闷、气促等症状。

2. 慢性阻塞性肺疾病

慢性阻塞性肺疾病是临床常见的呼吸系统疾病，与慢性支气管炎和肺气肿关系密切。慢阻肺的主要特征为气流受限，并且病情呈进行性发展，一旦发生就不可逆。老年人因随年龄增加肺功能逐渐下降，是慢阻肺的易感好发人群。在慢阻肺初期，慢性咳嗽常是老年人最早出现的症状，并可随病程进一步加重，一般晨间咳嗽明显，夜间有阵咳或排痰。而咳痰一般为白色黏液或浆液性泡沫痰，偶可带血丝。慢阻肺的典型症状是气短或呼吸困难，病情严重时还可出现胸闷、喘息、消瘦、疲惫及焦虑等症状，且气喘的严重程度与肺损伤的严重程度有关。慢阻肺老年患者存在阻塞性通气功能障碍，呼出的气体小于吸入的气体，随着体内残余气体增多，无法正常排出，肺部过度充气，从而导致胸廓前后径与左右径的比值增大，肋间隙增宽饱满，出现桶状胸改变。当慢阻肺患者病情发展至肺源性心脏病时，会存在肺动脉高压、右心功能不全的症状，如颈静脉怒张、瘀血性肝肿大、气喘心悸、面目虚浮、下肢水肿、唇甲发绀等。

3. 呼吸衰竭

呼吸衰竭是由于各种肺内外因素等引起严重肺损伤，导致缺氧或合并二氧化碳潴留，进而造成机体一系列生理功能紊乱及代谢障碍的临床综合征。由于衰老过程中机体呼吸系统功能减退，故老年人比青年人更容易发生呼吸衰竭。呼吸困难是老年呼吸衰竭最早出现的临床症状，早期可以表现为劳动耐力下降，呼吸节律、频率以及呼吸幅度的改变等，严重者可出现胸闷、气喘、呼吸困难等。部分老年人在呼吸衰竭早期时虽然出现血氧分压降低，但可能并没有特殊的自觉症状和临床表现。发绀是机体缺氧的典型临床表现，当出现严重缺氧及二氧化碳潴留时可引起神经精神系统症状，如精神错乱、狂躁、昏迷、抽搐或者意识淡漠、嗜睡，甚至呼吸骤停等症状。呼吸衰竭老年患者还可出现心动过速、心律失常、血压下降等症状。

（四）相关应对措施

1. 均衡营养，加固呼吸道免疫屏障

老年人需要均衡营养，为免疫力备足粮草，输送养料。蛋白质是食物营养的重中之重，牛奶、鸡蛋、瘦肉、鱼虾、大豆制品等都是优质蛋白质的食物来源。维生素 A 和维生素 C 都有助于提高呼吸道的抗感染能力，常见于橙色或深绿色蔬菜及新鲜水果。维生素 D 也有助于保护呼吸道，可以通过增加户外活动或补充营养补剂来获取。

2. 保持良好生活习惯

戒烟限酒，避免长时间待在空气污染严重的地方，这些都是保护肺部健康的基础。同时，保持充足的睡眠和适当的运动，可以提高肺部的免疫力。

3. 饮食调理肺部

多吃一些具有润肺作用的食物，如梨、百合、银耳等，这些食物不仅可以滋养肺部，还能帮助我们缓解咳嗽等呼吸问题。

4. 多锻炼

坚持体育锻炼和耐寒锻炼，适当增加户外活动，增强体质。

5. 及时治疗

发生呼吸道传染病时，要及时进行治疗，最好是分房隔离、限制活动。

6. 少去公共场所

在呼吸道疾病流行期间，尽量减少到人员拥挤的公共场所的次数。

三、消化系统及年龄相关症状

（一）正常生理状况

消化系统由消化道和消化腺两大部分组成，前者是一条自口腔延续咽、食管、胃、小肠、大肠、直肠到肛门的肌性管道，可分为上消化道和下消化道；后者则主要包括胰腺、肝脏和胆囊。人体口腔中的牙齿对食物进行充分的咀嚼后，将食物撕裂、磨碎，唾液腺可以分泌唾液；舌头可通过味蕾感觉食物的味道并将其搅拌，从而使食物初步消化。咽具有吞咽功能，将初步消化的食物送入食管，食管再通过肌肉有节律的收缩和放松将其输送至胃内。而胃具有暂时储存食物的功能，并且分泌胃酸和一些蛋白酶将食物进行消化，将分解后的食糜运送往小肠。小肠是消化和吸收的主要场所，将食糜分解成糖类、脂质、蛋白质，从而提供体内新陈代谢所需的能量来维持机体平衡。大肠则运输和排泄粪便进入直肠，最终通过肛门排出体外。肝脏作为人体新陈代谢最旺盛的器官，主要功能是解毒、代谢、合成蛋白质。胆囊可储存、浓缩与输送胆汁，辅助食物消化。胰腺则通过分泌胰液促进糖、蛋白质和脂肪的消化吸收，同时还能分泌一些激素来维持体内正常血糖水平。

（二）衰老对消化系统的影响

1. 消化能力及食欲减退

随着年龄的增加，老年人牙齿出现松动和脱落，咀嚼肌萎缩；口腔黏膜、腮腺等组织老化，唾液分泌减少；味觉和嗅觉下降，对食物酸苦的敏感度增加；吞咽协调能力减退，吞咽反射敏感度降低，食物在咽部转运时间延长，容易发生食物滞留咽部、吞咽困难、误吸等。衰老过程中因食管肌收缩力逐渐下降，蠕动功能减退，导致食管排空延迟。人体老化后胃排空延缓，同时胃蛋白酶分泌能力减退，致使老年人容易出现上腹胀闷、早饱感，影响日常生活进食。并且，胰的分泌功能也随年龄增长逐渐下降，脂肪分解和糖分解活性降低，严重影响淀粉、蛋白质、脂肪等消化、吸收，这些变化均导致老年人的消化能力下降，食欲逐渐减退。此外，衰老机体的胃黏膜和胃萎缩，胃液分泌减少，造成胃黏膜机械损伤，并且胃黏膜易被胃酸和胃蛋白酶破坏，从而出现胃黏膜糜烂、溃疡、出血。

2. 肝功能降低

老年人的肝功能有不同程度的减退，但减退的速度因人而异，个体差异较大。机体老化后肝脏重量减轻、体积缩小，肝细胞数萎缩，结缔组织增生，容易造成肝纤维化和硬化；肝功能减退，合成蛋白能力下降，蛋白质的合成和储备减少，血浆白蛋白下降，球蛋白及纤维蛋白原相对升高，血胆红素减少。同时，由于老年人消化吸收功能差，易引起蛋白质等营养缺乏，导致肝脏脂肪沉积。另外，随着年龄变化，肝血流量下降，25~65 岁肝血流量可下降 40%~45%，部分肝细胞的酶活性降低，肝脏解毒功能下降，容易引起药物性肝损伤。

3. 胆囊及胆汁分泌改变

胆汁由肝脏分泌，分泌后的胆汁会先送至胆囊储存起来。老化过程中人体胆囊壁和胆管壁增厚，胆囊变小而弹性降低，收缩功能减退，胆汁发生浓缩并含有大量胆固醇和胆红素，大量沉积从而形成胆石。患胆石症时，因胆汁淤积，从胆囊排出受阻，容易并发胆囊炎，而胆结石和胆囊炎的发病也会随着年龄的增加而上升。

（三）相关疾病及症状表现

1. 慢性胃炎

机体衰老后胃黏膜退化萎缩，胃酸分泌减少，消化功能下降，胃黏膜容易受损出现病变，因此慢性胃炎的发病率可随着年龄的增长而上升，临床上以慢性浅表性胃炎和慢性萎缩性胃炎最常见。大多数老年慢性胃炎患者主要表现为胃部疼痛和饱胀感，尤其在进食后症状明显加重，并伴有嗳气、反酸、灼热、恶心呕吐、食欲缺乏、消化不良等症状。由于老年人各器官功能逐渐衰退，感觉较迟钝，故部分老年慢性胃炎患者可无任何症状表现，即使有症状也无特异性，如上腹饱胀、腹痛、嗳气、乏力、体重减轻等。同时有的老年慢性胃炎患者还可伴有神经系统症状，如精神紧张、心情烦躁、失眠、心悸、记忆力下降等。老年慢性胃炎的病程较长，病情发展至后期可出现上消化道出血、胃溃疡等并发症。

2. 肝胆疾病

随着肝脏的老化，肝功能降低，肝脏发生一些结构和微观变化，如肝萎缩、肝纤维化，肝脏代谢和解毒能力减弱等，导致老年人更容易患上肝脏疾病，最常见的消化道症状表现为消化不良、腹胀、恶心呕吐、食欲减退及全身乏力等，部分患者还可出现不同程度的尿黄、皮肤发黄以及眼睛发黄等症状。

脂肪肝是由于脂肪在肝细胞内过多贮积，它也是老年人群中最常见的一种肝病，多无明显症状表现，肥胖、高三酰甘油或伴有糖尿病的老年人患非酒精性脂肪肝的风险更高。而脂肪肝是肝脏脂代谢失调的产物，同时又是加重肝损伤的致病因素；长期的肝细胞变性会导致肝细胞的再生障碍和坏死，进而形成肝纤维化、肝硬化。一旦肝硬化发展到失代偿期，极易发生肝昏迷、肝腹水、消化道出血、肝衰竭、肝肾综合征等。

此外，老年人的胆道疾病多与结石有关，发作时主要表现为恶心、呕吐、腹胀等消化道症状和胆道相关症状，如右上腹痛，且疼痛可向右侧肩胛区和背部放射。胆道结石梗阻导致胆汁引流不畅，严重时可出现阻塞性黄疸。部分老年人由于身体的原因，身体抵抗力及神经反应都比较差，症状通常不明显。

3. 便秘

便秘是很多老年人都会有的一个症状。随着年龄的增加，胃肠道消化吸收功能逐渐下降，胃肠平滑肌张力不足，蠕动减弱；腹腔以及盆底肌肉乏力，肛门内外括约肌减弱、直肠的敏感性下降，致使食物在肠内停留过久，水分过度吸收而容易引起便秘。除此之外，老年性便秘也与活动量少、不良的生活饮食习惯、肠道病变有关，其主要症状表现为排便次数减少、排便困难、大便干结等，严重影响生活质量。

（四）相关应对措施

1. 良好的饮食习惯

在饮食中，尽量不要食用油炸、刺激、不易消化的食物和肉类，及时修整牙齿，细嚼慢咽，多摄入新鲜水果蔬菜等纤维含量高的食物，进食要定时定量，餐后避免坐卧，应适当运动来促进胃肠部蠕动。

2. 平和情绪

老年人易受到外界、家庭状况等因素的影响，情绪易发生波动，出现伤感、生闷气、焦虑等，这种不良情绪也会使得消化系出现各种疾病，因此日常生活中需要注意情绪平稳，保持一种乐观、豁达的态度，用平常心对待身边的事物。

3. 定期体检防范疾病

老年人定期体检是非常必要的，可通过 X 线和内镜来检查消化道疾病。针对食管位置的疾病可以开展 X 线检查；由于我们的肠道是层叠的，普通超声不能准确地检查出病情，因此建议老年人开展内镜检查，内镜能够及时快速地检查出病灶，还能发现和判断肿瘤的性质。

4. 发现疾病及时就医

由于老年人消化道蠕动速度下降，加上味觉灵敏度降低，如高盐等刺激性食物会对消化道产生伤害，进而出现消化道溃疡等疾病。除此之外，老年人经常会有便秘的情况，便秘的发生不仅会造成机体吸收营养困难，还会降低生活质量，因此需要及时就医，对症治疗，以免延误病情。

5. 避免药物伤害

老年患者常会患有心脑血管、骨关节、内分泌等疾病，因此日常用药较多，消炎药、止痛药会对胃肠道等造成损伤和影响，长期服用该种药物还会造成消化道出血以及肝功能损伤等不良后果，因此在服用药物时，一定要及时询问医生，避免出现滥用药物的情况。

四、泌尿系统及年龄相关症状

（一）正常生理状况

肾脏是实质性器官，位于腹腔后上部，脊椎两旁。肾实质分为皮质和髓质两部分。皮质位于表层，富含血管，主要由肾小体和肾小管构成。髓质位于深部，血管较少，由多个圆锥形的实体肾锥体构成。由肾单位生成的尿液经集合管在肾乳头处的开口进入肾小盏、肾大盏和肾盂，最后经输尿管进入膀胱。肾盏、肾盂和输尿管壁内含有平滑肌，其收缩运动推动尿液流向膀胱。

肾脏是机体最重要的排泄器官，泌尿系统的主要功能是生成尿液并排出体外，并通过尿液排出机体代谢最终产物、机体过剩的物质和异物，调节水、电解质和酸碱平衡，调节动脉血压等，从而维持机体内环境的稳态。肾脏也是一个内分泌器官，它能合成和释放多种生物活性物质，如合成和释放肾素，参与动脉血压的调节；合成和释放促红细胞生成素，促进红细胞的生成；肾脏还能生成激肽和前列腺素，参与局部或全身血管活动的调节。

（二）衰老对泌尿系统的影响

衰老可引起老年人的肾脏结构和功能发生改变。随着年龄的增长，肾脏逐渐萎缩，重量减轻，同时流入肾脏的血液不断减少。肾脏衰老的特点是肾血管进行性狭窄，如肾动脉狭窄或动脉粥样硬化的发生率增加。在微血管水平，肾皮质向髓质循环的血液分流增加、传入和传出血管萎缩，以及管周毛细血管网的丢失均会导致肾单位血流量减少。肾脏结构改变可导致肾功能逐步降低，肾小球滤过率不断下降。随着年龄的老化，膀胱常更显激惹，收缩时力度减低，最重要的改变可能是膀胱残余容量的轻度增加。

（三）相关疾病及症状表现

在相关症状方面，由于衰老所致的泌尿系统常见症状包括夜尿增多、尿潴留、尿失禁及脱水等，而这些症状主要由于衰老导致泌尿系统结构改变、功能退化等，如男性前列腺增生、女性相关激素的减少及免疫力低下导致的尿路感染等。

1. 夜尿增多

老年人夜尿增多主要是以夜间尿量及排尿次数增加为主要临床表现，并且随着年龄的增加而发病率逐渐上升。老年人夜尿增多常见的原因是膀胱容量减少、睡眠障碍和其他疾病。膀胱容量减少的原因包括前列腺增生、夜间逼尿肌过度活动、排尿功能障碍、相关药物及其他一些病理性泌尿系统疾病。老年人睡眠障碍与夜尿增多是互相影响的，往往会形成恶性循环，改善睡眠状况可能会减少夜尿增多情况。其他导致夜尿增多的疾病如尿路感染、膀胱癌、焦虑症等则主要以治疗原发疾病为主。

2.尿潴留

尿潴留是膀胱内尿液不能排出的情况，男性居多，主要由前列腺增生引起。良性前列腺增生是指上皮和基质细胞都增生，随着年龄增加，生长出多个增生性小结节，相互融合，正常组织受压被向外推出，导致尿液不能正常排出。

前列腺增生导致的症状以尿路症状为主。传统的前列腺增生导致的主要排尿症状有排尿踌躇、费力、排空不尽感、尿流无力而中断、尿后滴沥等，是由膀胱出口处被机械性梗阻所致。而前列腺增生导致的充盈症状有尿频、夜尿、尿急和尿失禁等，是由继发性逼尿肌收缩未被抑制所致。但症状轻重与前列腺大小、梗阻程度及逼尿肌状态等相关因素并非完全成正比，且排尿症状与充盈症状一般是同时存在并且随着年龄增加而缓慢加重的。

3.尿失禁

尿失禁是指非意愿性排尿并已达到构成健康或社会问题的程度。尿失禁的发生率及患病率随着年龄的增长而增加，并且在老年女性中尤甚。尿失禁一般分为四种类型：压力性尿失禁、急迫性尿失禁、充溢性尿失禁和功能性尿失禁，但一般情况下常常多种情况同时存在。

尿失禁发生的原因主要有两点，一是由于膀胱活动亢进未能储存尿液或者尿道阻力减低，二是由于解剖或生理性梗阻或不能充分收缩而无法排空。衰老本身不会造成尿失禁，但与年龄相关的一些改变会诱发尿失禁，如女性的雌激素作用降低和尿道周围及骨盆肌肉削弱而使尿道阻力下降，膀胱收缩障碍导致逼尿肌活动亢进而形成收缩障碍等。这些由于结构功能改变造成的尿失禁是不可逆的，而谵妄、感染、活动受限、嵌顿、多尿及相关药物导致的尿失禁是可逆的。老年人突发尿失禁一般与急性内科疾病有关，或者与上述一些可逆性因素有关，但更为常见的情况则是慢性尿失禁，即长期存在这种困扰。

4. 容量下降

老年人由于饮水量减少和液体丧失的增多，易发生脱水及容量缺乏，特别是在伴有急性感染、肺炎及尿路感染时。呕吐和腹泻是等渗性脱水的最常见原因。高渗性脱水的主要病因是发热、谵妄。低渗性脱水最常见于利尿药服用过多时。

临床表现主要取决于容量损失量、损失速度、容量性质以及血管组织的反应。轻度的容量缺乏可能会导致轻度的体位性头晕、体位性心率加快和虚弱。但重度容量缺失时则可会发生循环衰竭甚至危及生命，需要查明原因及时纠正，必要时医院就诊。

（四）相关应对措施

目前，应对衰老对泌尿系统的影响的最重要方法是预见和预防。保持充足的水分及食物摄入是最好的预防方法。

1. 饮食调养

（1）低盐饮食：饮食中的盐分主要由肾脏代谢，摄入过多盐分会增加肾脏负担，导致水液不易排出，进而加重肾脏负担。因此，建议老年人日常饮食以清淡为宜，减少食盐摄入量。

（2）适量饮水：保持充足的水分摄入对于肾脏健康至关重要。老年人应避免长时间不饮水或饮水过少，以免导致尿液浓缩，增加结石形成的风险。同时，也要避免一次性饮水过多，以免加重肾脏负担。

（3）均衡营养：保证饮食均衡，摄入足够的蛋白质、维生素和矿物质等营养物质，有助于维持肾脏和泌尿系统的正常功能。同时，应避免暴饮暴食和过度摄入高脂肪、高糖、高嘌呤等食物，以免对肾脏造成损伤。

2.定期检查

（1）肾功能检查：定期进行肾功能检查，如尿常规、血肌酐、尿素氮等，有助于及时了解肾脏健康状况，发现潜在问题并采取措施进行治疗。

（2）泌尿系统检查：对于泌尿系统老化可能引发的尿频、尿急、尿痛等症状，老年人应及时就医并进行相关检查，如B超、CT等影像学检查，以明确诊断并进行治疗。

五、内分泌系统及年龄相关症状

（一）正常生理状况

分泌作为腺上皮组织的基本功能，可分为外分泌和内分泌两种形式。外分泌是腺细胞产生的物质通过导管分泌到体内管腔或体外的形式。内分泌是指腺细胞将其产生的激素直接分泌到血液或者细胞外液等液体中，并以它们为媒介对靶细胞产生调节效应的一种分泌形式。激素是由内分泌腺或者器官组织的内分泌细胞所合成和分泌的高效能活性物质，它以体液为媒介，在细胞之间传递调节信息。典型的内分泌细胞集中位于垂体、甲状腺、甲状旁腺、肾上腺、胰岛等组织，形成内分泌腺。另外，神经元、心肌、血管内皮、肝、肾、脂肪及免疫细胞等非典型的内分泌细胞也可以产生激素。

内分泌系统由内分泌腺及其他能产生激素的器官及组织共同构成，通过分泌各种激素全面调控机体的基础功能活动，如维护组织和细胞的新陈代谢，调节机体的生长、发育、生殖及衰老等，它与神经系统和免疫系统的调节功能相辅相成，分别从不同方面调节和维持机体的内环境稳态。随着年龄的增长，内分泌功能也会发生相应的变化，主要是由于激素降解率减低、内分泌腺分泌的激素发生原发性减少和终末器官或组织对激素敏感性的改变。

（二）衰老对内分泌系统的影响及相关症状表现

1. 甲状腺方面

随着衰老的进程，甲状腺组织出现一定程度的纤维化、炎细胞浸润及滤泡形态学上的改变，形成甲状腺结节。功能方面，随着机体的老化，人体的基础代谢率有所降低。

衰老致甲状腺功能方面的实质性改变有两方面：甲状腺激素在外周组织的降解率降低和垂体对促甲状腺激素释放激素的反应性降低。对于老年人，靶器官对甲状腺激素的敏感性减低可能是甲状腺激素在外周组织的降解率降低的原因，老年人的某些器官如心脏、胃肠道可能会选择性地表现出类似甲状腺功能亢进的症状，如心悸、大便次数增多等，这些表现可能是由某些器官或组织对儿茶酚胺的敏感度增高所导致。垂体前叶对促甲状腺激素释放激素的反应性降低，表明老年人此方面的贮藏和应激能力下降，并且以男性较为明显。

总之，老年时机体甲状腺相关激素水平浓度未见降低，但外周器官对激素的反应性及降解能力有所改变。

2. 肾上腺方面

机体衰老过程中，肾上腺在解剖结构上没有明显改变，但在镜下却有相应改变，如色素沉着、结缔组织增生、线粒体变粗甚至出现碎片等。功能方面的改变主要与相应激素如糖类皮质激素、盐类皮质激素、肾上腺皮质的雄激素等息息相关。

（1）衰老对糖类皮质激素的影响和对甲状腺激素的影响较为相似，即血浆浓度基本没有变化，但外周器官对糖皮质激素的反应性降低。

（2）衰老对肾上腺皮质醛固酮分泌有一定的影响，正常情况下，血浆醛固酮浓度相对稳定，应激情况下则表现为降低。而老年人正常情况下不仅表现出醛固酮分泌受抑制，且血浆肾素活性亦受抑制。

（3）衰老会使机体肾上腺皮质雄激素分泌减少，有可能引起免疫及心血管功能障碍。

3. 性腺方面

由于性别的差异，衰老对男女性的影响完全不同，且对女性影响较大。

衰老使男性血清睾酮的浓度随着年龄增长而降低，但似乎不会影响精液活力，仍可保持部分性功能。女性进入中年以后，卵巢功能逐渐减退，分泌的雌激素和黄体酮明显减少。绝经后尿促卵泡素和黄体生成素呈间歇性分泌，并且对人绒毛膜促性腺激素的反应性亦降低，但仍有持续分泌少量雄激素的功能。故女性绝经后表现较男性尤为明显，如发热潮红、骨质脱失的加速和雌激素敏感组织的萎缩，同时出现的相应症状可以有骨质疏松、关节疼痛、尿失禁等。

4.胰腺方面

胰脏内分泌细胞分泌的激素主要有胰岛素、胰高血糖素，并且与糖代谢密切相关。

胰岛素是体内主要的降血糖激素，随着年龄的增长，机体的葡萄糖耐量逐渐降低，但不能单纯用胰岛素分泌减少来解释，往往还需要考虑老年人肥胖、脂肪绝对量增多、活动量减少等相关因素。在排除上述相关因素后，发现空腹血浆胰岛素浓度不受年龄影响，而葡萄糖负荷后发现老年人胰岛素上升速度较年轻人缓慢。故随着年龄增加，胰腺分泌胰岛素的功能并未发生明显改变，但葡萄糖负荷后胰岛素释放较年轻人减少。而胰高血糖素浓度随着年龄的变化似乎没有明显改变，或者有轻微的升高。

5.其他激素方面

主要包括生长激素、催乳素、甲状旁腺激素等。

生长激素水平因年迈而逐渐下降，此激素分泌减少，可使肌力下降，骨和皮肤变薄，而脂肪则趋增加，但补充生长激素能否使因年迈而发生的肌肉、骨骼和皮肤改变得到恢复还尚未得到确认。老年女性体内催乳素随着雌激素减少而相应减少，而老年男性体内催乳素则未见减少，甚至轻微增加，但对机体不产生重要影响。甲状旁腺激素浓度保持相对稳定，但贮备功能降低。另外，雌激素不足时，甲状旁腺激素作用可增强，故绝经后女性有可能发生甲状旁腺功能亢进的现象。

总之，衰老对各个内分泌器官有着不同的影响，内分泌功能也有着不同程度的改变。与衰老关系最密切的症状是老年女性绝经后出现的一系列症状。另外，与年龄相关的其他内分泌改变，一般都会使老年常见病如糖尿病等的发病率上升。

（三）相关应对措施

激素变化对人体衰老过程有着重要影响。面对激素水平的波动，我们要保持良好的生活习惯，适度运动，注重饮食，以维持内分泌系统的健康，延缓衰老过程。同时，也要关注自己的身心健康，积极应对衰老带来的各种挑战。

1. 合理饮食

保持均衡的饮食结构，多摄入富含蛋白质、维生素、矿物质等营养物质的食物，有助于维持内分泌系统的正常功能。同时，减少高糖、高脂、高盐等不健康食物的摄入，有助于减轻身体负担，延缓衰老。

2. 适量运动

适量的运动可以促进血液循环、增强肌肉力量、提高身体免疫力等。这些都有助于维持内分泌系统的正常功能，延缓衰老。建议每周进行必要的低、中等强度运动，如太极拳、八段锦、快走、游泳、骑车等。

3. 良好的生活习惯

保证充足的睡眠、避免熬夜、戒烟限酒等良好的生活习惯有助于维持内分泌系统的稳定。此外，保持心情愉悦能帮助减轻压力、延缓衰老。

4. 定期体检

定期体检能够及时发现内分泌代谢异常和衰老迹象，为早期干预提供有力支持。建议每年进行一次全面的体检，包括血糖、血脂、甲状腺激素等指标的检测。对于发现的异常指标，可以结合健康管理方案接受专业治疗。

5. 医学干预

对于内分泌代谢失衡较为严重的人群，可以在医生的指导下进行医学干预。如生长激素替代疗法等医疗方案可以有效改善内分泌代谢失衡的状况，延缓衰老。

六、免疫系统及年龄相关症状

（一）正常生理状况

人体的免疫系统是机体针对外界细菌、病毒及其他微生物而发挥正常免疫应答的系统，也是机体执行免疫能力的主体，主要包括免疫器官、免疫细胞和免疫分子。

免疫器官主要包括中枢的胸腺、骨髓和外周的脾脏、淋巴结及黏膜、皮肤相关的淋巴组织；免疫细胞包括 T 淋巴细胞、B 淋巴细胞、吞噬细胞（单核细胞、巨噬细胞、中性粒细胞）、树突状细胞、自然杀伤细胞等；免疫分子则有免疫球蛋白、补体、细胞因子、白细胞分化抗原（CD）分子、黏附分子、细胞因子受体等。

免疫功能是机体识别和清除外来入侵抗原及体内突变或衰老细胞并维持机体内环境稳定的总称，可以概括为免疫防御、免疫监视、免疫自稳。免疫防御是防止外界病原体的入侵及清除已入侵病原体（如细菌、病毒、真菌、支原体、衣原体、寄生虫等）及其他有害物质，免疫防御功能过低或过高则可能发生免疫缺陷或超敏反应。免疫监视是随时发现和清除体内出现的"非己"成分，如基因突变而产生的肿瘤细胞及死亡细胞，当免疫监视功能低下时则可能导致肿瘤的发生。

免疫自稳是指通过自身免疫耐受和免疫调节来达到机体内环境的稳定，一旦免疫耐受被打破，免疫调节功能紊乱，会导致自身免疫病和过敏性疾病的发生。

（二）衰老对免疫系统的影响

随着年龄的增长，免疫功能减退，但不是机体的整体免疫功能的不可逆损伤和进行性下降，而是一系列精密而漫长的调整和重塑过程，是机体适应性的结果。目前，衰老对免疫系统的影响主要有自免下降、免疫缺陷、整体放松等。自免下降就是自身免疫系统功能降低甚至失去作用，出现广泛的功能障碍。免疫缺陷是由于胸腺萎缩导致初始 T 细胞减少，使得机体对新抗原的免疫力大大下降，以至于对感染的敏感性大大增加。整体放松就是衰老使机体的相关免疫分子下调，可能导致入侵病原体或者共生菌群缺乏有效识别，使得异常的次级免疫细胞活化，从而影响老年人感染性疾病的发病率。感染的建立基于病原体和宿主之间的相互作用，主要是病原体侵入、定植、繁殖、诱导免疫应答，最后被清除或者造成组织损伤，也有一部分病原体不需要在宿主定植，而是通过释放毒素致病。

1. 对先天性免疫的影响

首先，衰老对先天性免疫系统有着深刻的影响。先天性免疫系统是机体抵御病原体入侵的第一道防线，当外源病原体入侵机体时，先天性免疫可以直接攻击病原体，为机体提供早期防御。

衰老过程中，机体中性粒细胞、单核细胞、巨噬细胞的数量保持基本稳定或轻微减少，而自然杀伤细胞逐渐增加。但中性粒细胞、单核细胞、巨噬细胞的吞噬能力和细胞内杀伤能力明显降低，减弱了机体对外来病原体的清除能力，使得老年人更容易被感染，特别是更容易感染金黄色葡萄球菌和大肠埃希菌，进而容易出现由于感染而导致的泛红、肿胀、发热、疼痛、肌肉关节酸痛等症状。

自然杀伤细胞是淋巴细胞，对于维持固有免疫反应以及抵抗病毒、肿瘤等具有重要作用。当机体出现衰老时，激活性受体的表达减少，细胞毒性降低，最终导致相关病毒感染及肿瘤的发病率提升。

树突状细胞是唯一能够诱导初始 T 细胞活化的细胞，是固有免疫系统和获得性免疫系统的桥梁。老年人的部分树突状细胞活性降低，其诱导 T 细胞增殖的能力也会相应减弱，最终导致机体相关免疫功能下降的症状，如经常感到疲劳、易感冒、伤口易感染、胃肠功能下降、自身保护能力下降，易受传染病侵袭、精神不振、易睡多梦、身心憔悴等。

2. 对适应性免疫的影响

机体的抗感染免疫主要基于先天性免疫和适应性免疫的协同作用。衰老对适应性免疫的影响更为明显。适应性免疫是指体内 T 淋巴细胞、B 淋巴细胞接受"非己"物质如相关抗原刺激后，出现活化、增殖、分化为效应细胞，产生一系列生物学效应的全过程，之后再产生记忆细胞以保护机体免于再次感染，主要包括体液免疫和细胞免疫。体液免疫是由 B 细胞介导的，主要是针对胞外病原体和毒素；细胞免疫则由 T 细胞介导，主要是针对胞内病原体，如胞内寄生菌和病毒等。

衰老会影响免疫系统中的所有细胞，其中 T 细胞尤为明显，老年人胸腺退化，导致初始 T 细胞减少，而记忆 T 细胞增加，成熟淋巴细胞在次级淋巴器官中的功能下降，导致老年人对新的感染事件的抵抗能力逐渐下降，新感染风险增加。老年人机体中增加的记忆 T 细胞功能退化，无法抵御疾病，初始 T 细胞虽然保留免疫应答能力，但免疫作用也在逐渐下降，导致感染反应顿化。

另外，随着年龄的增加，B 细胞数量及受体的多样性同样会降低，抗体数目也会相应减少，这些变化使机体对外来病原体无法做出有效的反应，降低了感染和疫苗接种的反应性。

（三）相关疾病及症状表现

1. 感染性疾病

容易反复感染、病程延长、恢复缓慢。老年人由于免疫功能下降，对抗细菌和病毒的能力减弱，常见的疾病有上呼吸道感染、肺炎、泌尿系统感染等。

2. 自身免疫性疾病

包括类风湿关节炎、系统性红斑狼疮等，症状包括关节疼痛、肿胀、红斑、皮疹等。免疫系统对自身组织产生异常反应，导致组织损伤和功能障碍。

3. 肿瘤

随着年龄的增长，老年人患肿瘤的风险增加，如肺癌、乳腺癌、前列腺癌等。免疫系统在抗肿瘤过程中的作用减弱，无法及时识别和清除异常细胞。

4. 代谢性疾病

包括糖尿病、高脂血症等，症状有体重减轻或增加、口渴、多尿、头晕等。衰老引起的内分泌和代谢功能紊乱，与免疫系统密切相关。

（四）相关应对措施

通过增强机体的免疫功能可以减少疾病的发生和维持机体状态的

稳定，也就是说，保护和维持机体的免疫功能可以起到抗衰老和延长寿命的作用。目前，我们只能通过降低衰老对免疫系统的影响，以改善老年人的健康状态并延长寿命，但不能完全逆转免疫系统已经产生的影响。主要措施包括主动增强和被动免疫两个方面。

1. 主动增强

主要包括维持积极向上的生活态度、保证按时足够的营养摄入、注意每时每刻的个人卫生。

2. 被动免疫

包括定期健康检查和疫苗接种，如定期检查相关感染、免疫、肿瘤指标，提早发现相关免疫性疾病并予以处理，积极提高疫苗接种率及覆盖率。

七、造血系统及年龄相关症状

（一）正常生理状况

血液是身体中的一种流体组织，由血浆和悬浮于其中的血细胞组成。血浆是一种晶体物质溶液，包括水和溶解于其中的多种电解质、小分子和有机化合物以及一些气体。血浆中含有多种蛋白，统称为血浆蛋白，具有维持渗透压、作为载体运输物质、参与血液凝固、抵御病原微生物、营养等功能。血细胞可以分为红细胞、白细胞和血小板，以红细胞为主。红细胞的主要功能是运输氧气和二氧化碳，白细胞则主要参与机体的防御功能，而血小板则主要负责止血。

人类各类血细胞均起源于骨髓造血干细胞，造血过程也就是各类造血细胞发育和成熟的过程。一般造血过程可以分为造血干细胞、定向祖细胞和前体细胞三个阶段。造血干细胞具有自我复制、多向分化与重建长期造血的能力。造血干细胞通过自我复制产生一个子代干细胞和一个早期祖细胞，这样既可以保持自身细胞数量的稳定，还可以通过多向分化形成各系定向祖细胞。定向祖细胞就已经限定了进一步分化的方向，干细胞一旦变为祖细胞便立即增殖分化，再进一步分化成前体细胞。在前体细胞阶段，造血细胞已经发育成为形态学上可辨认的各系幼稚细胞，这些细胞再通过进一步的分化及成熟，最终形成具有各类特殊功能的血细胞，参与到人体的血液循环中。

血液在心血管系统内循环流动，所以血液最基本的作用就是运输物质。血液将从肺获取的氧气和从肠道吸收的营养物质运送到各器官组织，将内分泌腺产生的激素运输到相应的靶细胞。另外，血液又将各类细胞代谢后产生的二氧化碳运送到肺，将其他代谢产生的物质运送到肾脏等排泄器官而排出体外。其次，血液还具有缓冲的功能，它含有多种血浆、血浆蛋白、血细胞及各类溶解于血浆中的电解质、小分子等缓冲物质，可缓冲进入血液的酸性或碱性物质引起的血浆 pH 变化。另外，血液中的水分含量极其庞大，而水的比热容也比较大，加之血液在全身循环，故血液具有传送热量的作用，可以参与维持体温的相对恒定。最后，血液还具有重要的防御和保护功能，参与机体的生理性止血，抵御细菌、病毒等微生物引起的感染和各种免疫反应。

当血液总量或组织、器官的血流量不足时，可造成组织损伤，严重时甚至危及生命。因为很多疾病可导致血液成分或性质发生特征性的变化，故在临床上血液检查对医学诊断具有重要价值。

（二）衰老对造血系统的影响

随着机体的衰老，造血干细胞和主要的红系祖细胞都不会随着年龄的增加而减少，说明衰老过程中造血功能基本没有太大改变。也就是说，并未有与衰老相关的造血系统疾病。

但机体衰老后，当机体出现血液需求增多时，造血系统无法给予及时的回应，也就是说，不能尽快补充、恢复机体所缺少的血细胞。造血系统对红细胞生成素等激素的反应性也降低。故老年人出现贫血时，恢复速度较年轻人明显减低，出现缺氧时，血红蛋白的增长速度也相应较慢。老年人的中性粒细胞的杀菌作用相对年轻人较差，故发生感染的可能性随着年龄的增加而增加。在缺乏营养期间，机体相关杀菌细胞的储备不足，功能也似有障碍，故营养不良的老年人更容易发生细菌感染。

（三）相关疾病及症状表现

在临床表现上，与年龄相关的造血系统表现以贫血为主。贫血的临床表现主要有三种，第一种是急性血容量丢失时出现的与低血压相关的症状；第二种是溶血性贫血发生的特异性临床症状；第三种是慢性贫血时，组织和脏器长时间缺氧而发生的相关症状。

正常机体衰老时不会出现急性血容量的丢失及溶血性疾病的发生，故正常衰老导致的贫血表现以最后一种为主。老年人贫血早期，机体可以有一定的代偿能力，故可以不表现出相关症状。但当血红蛋白下降到一定程度时，造血系统不能迅速应答机体的需血要求，营养状况不能满足造血的需要，则会出现代偿不全，逐渐出现症状。

血液中最多的是红细胞，而红细胞的主要功能是携带氧气，故老年贫血的最明显表现是因组织和器官缺氧而产生的一系列症状。主要的全身表现为周身软弱无力、困倦疲乏、活动能力及耐力的下降。

皮肤、黏膜苍白是贫血最常见的体征，但皮肤的颜色受人种肤色、皮肤色素沉着、浅表血管扩张程度等多种因素的影响，故黏膜颜色的改变更为可靠，如口腔黏膜、睑结膜以及唇甲等。长期慢性贫血的老人皮肤还会变得干枯无华，弹力及张力降低，附属于皮肤器官的相应组织也会发生相应的变化，如毛发干枯、指甲变薄。此外，对各个系统的影响也会产生相应表现。

1.呼吸和循环系统

当贫血不能被衰老的机体所适应时，便会出现代偿性的心跳以及呼吸加快，尤其是在从事体力活动时，若贫血一直未得到纠正，则会出现心悸以及呼吸急促。但老年人更常见的贫血症状表现比较轻，反而因此得不到足够重视，导致长期贫血，组织长期缺氧，代偿能力不足，最后引起高动力学心力衰竭，出现水肿甚至形成腹水。心脏杂音及心电图的改变则见于较重且一直未得到纠正的贫血。

2.神经肌肉系统

老年人长期贫血可以出现相关的神经及肌肉系统表现。大脑的长期缺氧可能会导致头晕、头痛、耳鸣、注意力无法集中、记忆力减退等表现，但不会出现急性缺氧时的晕厥、感觉异常等危重症状。肌肉组织缺氧时则可出现肌肉无力、易疲劳，甚至出现酸胀不适，活动时更为明显。

3.消化系统

长期贫血的老年人会有食欲缺乏、恶心、腹胀、便秘或者腹泻等相应的消化系统症状。上述临床表现不能排除其他原发病的影响，但也有部分原因是消化器官由于缺氧出现动力减退、活力下降。

（四）相关应对措施

1.保持健康的生活方式

合理膳食，保证摄入足够的营养物质，补充适量的营养素，如维生素 C、维生素 E 等，减少细胞损伤，进而保护造血系统；适量运动促进血液循环，有助于造血系统的正常运作；避免吸烟和过量饮酒，以免增加患血液疾病的风险。

2.定期体检

定期进行血液检查，可以及时发现并处理与造血系统相关的疾病，避免情况进一步恶化。

3.治疗相关疾病

对于已经有造血系统疾病的老年人，如白血病、骨髓增生异常综合征等，应及时就诊，接受治疗。

八、肌肉骨骼系统及年龄相关症状

（一）正常生理状况

骨骼和肌肉共同组成人体的运动系统。骨骼是组成体内骨头的坚硬器官，功能是运动、支持、保护身体以及制造红、白细胞和储藏矿物质。骨骼的成分是矿物质化的骨骼组织，其内部是坚硬的蜂巢状立体结构，骨骼复杂的成分、形状、内在结构使其在减轻重量的同时能够保持坚硬。

骨骼的最主要功能为支撑保持体形，同时也提供肌肉连接面，透过关节，协助肌肉产生运动。骨骼可为内部软组织结构提供保护。另外，骨髓中有丰富的红骨髓，参与体内的造血。

肌肉系统方面，依照肌肉组织的形态和分布可分为三种：横纹肌组织、平滑肌组织、心肌组织。横纹肌是可被支配、控制的肌肉，主要功能是控制活动，维持机体正常的生理功能。平滑肌不受意志控制，所以又称为不随意肌，主要分布在体内中空器官的周壁上。心肌是人体最重要的肌肉，是由肌纤维以一种极为复杂的方式交织而成，构成了心壁。

（二）衰老对肌肉骨骼系统的影响

1. 对骨骼系统的影响

人体骨质量和骨密度在 30 岁前达到高峰，此后即渐下降。女子绝经前，骨质量以每年约 1% 的速度下降，绝经后更增至每年 2%~3%。绝经后 5~10 年，骨质丧失又恢复到每年 1%，但 80 岁之后可能又会加速。由于男子骨质量比女子高，而骨质量的丧失速度相似，每年约 1%，因此男子在高龄前不致出现临床表现。

当骨质量和骨密度下降到一定程度时，则会导致骨质疏松。骨质疏松症是一种以骨量减少和骨组织微结构破坏，导致骨脆性增加，易发生骨折为特征的全身性骨病，是最常见的骨骼疾病。我国 50 岁以上居民骨质疏松症的患病率是 19.2%，其中男性居民的患病率为 6.0%，女性居民为 32.1%；而 65 岁以上居民的患病率则高达 32.0%，其中女性患病率高达 51.6%。骨质疏松症主要由骨小梁持续破坏所致，是一种多因素疾病，这些因素共同作用于成骨和破骨细胞，导致骨量丢失。相关危险因素包括遗传因素、生活因素、性激素缺乏、衰老导致的器官及细胞功能衰退、钙及维生素 D 不足、肌量减少等。

目前，骨质疏松症危险因素分为不可控和可控两大类：老龄化、绝经、脆性骨折家族史是常见的不可控因素；可控因素包括不健康的生活方式（如饮酒、低体力活动等）、影响骨代谢的疾病（如风湿免疫性疾病、内分泌系统疾病等）、影响骨代谢的药物（如糖皮质激素等）。研究发现，在骨质疏松症相关危险因素中，以年龄、体质量指数（BMI）、吸烟、性别、绝经状况等因素出现的频数最高。

2. 对肌肉系统的影响

在青年时期，人体的骨量和肌肉含量随年龄的增长而增加，随后逐渐下降。同时，肌肉力量以及躯体功能也会逐年下滑，肌少症和骨质疏松症均是老年群体最常见的两种慢性肌肉骨骼系统疾病。随着全球人口老龄化加剧，这两种疾病的患病率逐年增加，显著增加了老年人跌倒、骨折、住院的风险。

（三）相关疾病及症状表现

与高龄有关的最重要临床症状是骨质疏松症和肌少症，这是老年人发生跌倒的明显诱因，也是居家老人的主要死因。

跌倒是指目标群体突然、非自发、非故意的体位改变，跌落在地面或其他较低的平面上。跌倒对老年人的影响主要包括骨折和外伤；住院患者因受病情、治疗因素对身体功能、身心状态的影响，以及陌生环境等因素的共同作用，其跌倒的发生率更高。跌倒可造成老年人骨折、头部损伤等，严重影响其身心健康水平和生活质量，给本人及其家属造成痛苦，增加照护负担。随着年龄增长，老年人发生跌倒、因跌倒受伤和死亡的风险均有所增加，年龄越大的老年人越应该重视预防跌倒。

跌倒是与年龄相关的重大证候，涉及神经、肌肉骨骼和心血管系统。内在因素有视力欠佳和平衡觉失调所致的感觉障碍、认知障碍，以及下肢软弱、握力不良、骨质疏松、关节炎和足疾等肌肉骨骼情况。跌倒的外部因素有药物和环境。易致跌倒的药物有催眠药、肌肉松弛药、降压药、利尿药、抗抑郁药等。环境因素如楼梯、光滑地面、小块地毯等松动物体，又如照明不足、鞋不合脚、浴室缺乏安全设备等。

（四）相关应对措施

老年人跌倒有其自身的规律和影响因素，通过采取科学的预防措施，可减少老年人跌倒的风险，降低跌倒后的损伤程度。

1. 动作放缓

衰老是正常的生理过程，可导致人体生理功能和形态发生改变。老年人应以积极的心态逐渐接受和适应这一自然过程，根据身体情况主动调整行为习惯，如放慢速度，缓慢起居、如厕等。

2. 运动

运动能延缓衰老对机体运动能力的影响，能有效降低老年人跌倒的风险，相关的健身操如太极拳、八段锦等均可以锻炼身体功能。老年人应科学选择适合自身的运动方式和强度，并且运动时也需要注意安全。

3. 穿着松缓

老年人应穿着合身的衣物，不穿过长、过紧或过宽松的衣裤，以衣裤保暖又不影响身体活动为宜，并且主动使用辅助器具如拐杖等。

4.均衡饮食

骨质疏松会增加跌倒后骨折的风险，故老年人应均衡饮食，选择适量蛋白质、富含钙、低盐的食物，如奶制品、豆制品、坚果、蛋类、瘦肉等，必要时服用相关补钙药物以防治骨质疏松。

九、神经系统及年龄相关症状

（一）正常生理状况

神经系统是人体最重要的调节系统，由中枢神经系统和周围神经系统两部分构成。神经系统的主要功能可概括为对机体内外环境的变化进行感觉和分析，并通过其传出信息的变化调控整个机体予以应对。按照调控过程，神经系统的调节功能可分为信息接收（感觉）、处理（分析）和输出（如运动调控）三个阶段或环节；按接受调控的机体功能的类型，又可大致分为躯体功能调节和内脏功能调节。

人类的神经系统十分发达，可对语言、艺术、科学以及个体和族群历史等复杂抽象的信息进行学习、记忆、思维和判断，并产生心理、情绪、创造等复杂行为反应。

（二）衰老对神经系统的影响

在对神经系统的探索中，现代医学并没有完全掌握其机制，对神经系统衰老的研究则更少。在解剖学上，大脑的变化不如其他系统表现得那么明显。但由衰老引起的神经系统相关症状则颇为明显。衰老过程中，神经递质合成不断减少，相应受体也减少。主要的功能改变是反应速度减慢，可能为神经传导或跨越突触的速度减慢所致。

（三）相关疾病及症状表现

衰老相关的神经系统症状主要表现为记忆力减退、视力减退、听力减退等。

1. 记忆力减退

与衰老最为相关的症状表现就是记忆力减退。记忆是储存、回忆新信息的能力。记忆力减退是指新近记忆障碍和学习新的信息困难。

有两个与年龄相关的孤立性记忆障碍，一种是与衰老过程本身有关的轻度记忆丧失。有些人出现与正常衰老有关的记忆提取困难，说不出正确姓名和一些近期事项，确定这一点需要的条件是记忆测试评分低、影响日常生活、无痴呆等其他病因。另一种年龄相关性记忆障碍属于轻度认知障碍，但与年龄相关性记忆障碍不同，轻度认知障碍的记忆测试评分比年轻人和同龄老人都低，也没有其他智力障碍或者痴呆。但此症状常常是发生痴呆的前兆。记忆力下降的恢复主要取决于引起记忆困难的原因。发生年龄相关性记忆障碍的人可给予安慰，教给一些简易的辅助方法，如建立记事本等。抑郁症患者的记忆功能在疾病得到治疗后常有所改善。有些遗忘病因如脑震荡和癫痫发作，在原发病得到治疗后，记忆力减退的症状也能消失。

2. 视力减退

主要以远视为主，衰老时的远视是由于晶状体增厚、变硬，对近物聚焦的能力减低所导致。随着年龄的增加，老年人区分颜色的能力也减低，特别是对蓝色，这是晶状体发黄的缘故。年龄越大，光线在晶状体的总通过量越少，因此对照明的要求增高。老人眼前更易感受到漂浮物，是由于玻璃体胶状物随着年龄老化而出现更多液化和浮动。

老人因泪水减少，故眼中常有沙粒感。

视力是随年龄而减退的，有很多年轻人是远视眼，这些远视者之所以能保持正常视力又无临床症状，是由于年轻人的调节力强，轻度的远视可被睫状肌的生理性收缩所代偿。这类人群进入老年前期之后，不少人由于调节功能降低使隐性远视变为显性远视，导致视力下降。老年远视的主要症状表现为视力障碍和视疲劳。

视力障碍方面，远视眼的视力好坏直接与绝对远视度数相关，绝对远视度又与远视程度和调节力的大小密切相关。老年人由于调节力下降，使隐性远视变为显性远视，使能动远视逐渐变为绝对远视，所以老年人也不能克服轻度远视。

视疲劳方面，老年人看近需要配戴老花镜，但老年远视看远也需要戴眼镜，多数老年人缺乏认知，甚至把远视与老视混为一谈。正因如此，老年人远视配镜率不高，所以老年远视的症状主要表现在看远上。老年远视除视力障碍外，视疲劳是常见症状，如看电视出现视力模糊，眼球沉重、压迫感、酸胀感，不同程度的头痛，疼痛部位多在额部或眶上部，有时还会出现偏头痛，重则出现恶心、呕吐等。

3. 听力减退

大部分老年人均有听力障碍，并且男性较女性更为明显。与衰老相关的听力减退被称为老年性聋，是指随年龄增大而出现的听力损失，以高频听力下降、言语理解能力下降为标志，可伴有耳鸣、耳闷等症状。老年性聋作为感觉障碍的主要原因，限制了老年人与家庭及社会沟通的能力，导致老年人生活质量的下降。

老年性聋的原因被认为是随着年龄的增长，所有导致听觉敏度下降的条件总和，与老年人密切相关的因素有环境及不良的生活习惯。环境方面，噪声对听觉器官的影响主要表现在听觉敏度降低，毛细胞死亡后无法再生，而且噪声在停止后很长时间内仍会对耳蜗结构和功能造成持续性效应，随着噪声强度的加大以及时间的持续，直接导致外毛细胞退化，进而导致神经退化和炎症，严重时可造成耳聋。生活习惯方面，吸烟、饮酒、高脂饮食均可导致听力下降。烟草中含有的尼古丁作为耳毒性物质，直接诱导耳蜗产生碳氧血红蛋白，使血管痉挛缺血，血液黏稠度增高，血管动脉硬化，损失内耳毛细胞。而乙醇可损伤内耳血管、耳蜗前庭器官和听神经等。高脂饮食导致高血压、糖尿病、高脂血症的发病率不断上升，而这些疾病均可引起内耳迷路淋巴液渗透压电梯式反复升降，造成耳蜗结构和功能反复损伤。

（四）相关应对措施

1. 保持大脑活力

持续学习和思考、参与社交活动等能够不断刺激大脑神经元，保持其活性，延缓大脑功能的衰退。

2. 身体锻炼

积极参与运动，可以增加脑血流量，改善脑功能。运动也能增强肌肉力量，有助于改善身体平衡和协调能力，减少跌倒风险。

3. 健康饮食

摄入富含抗氧化剂的食物，保护神经细胞免受自由基的损害。保持营养均衡，以支持神经系统的正常功能。

4. 心理调护

保持积极乐观的心态，减少压力和焦虑情绪对神经系统的不良影响。

十、体表系统及年龄相关症状

（一）正常生理状况

皮肤是人的身体中最大的器官，是包裹在身体表面，直接同外界环境接触，具有保护、排泄、调节体温和感受外界刺激等作用的器官。

皮肤在结构上分为表皮和真皮两层，表皮在皮肤表面，还可再分成角质层和生发层两部分。角质层由已经角质化的细胞组成，脱落后就会成为皮屑。而生发层的细胞可以不断分裂，从而补充脱落的角质层。真皮由致密结缔组织构成，拥有许多弹力纤维和胶原纤维，故真皮有弹性和韧性。同时，真皮相较于表皮还有丰富的血管以及神经。皮肤以下则有皮下组织，属疏松结缔组织和脂肪组织。而皮肤以上还有毛发、汗腺、皮脂腺、指（趾）甲等许多附属物。

皮肤的重要功能包括保护作用、温度调节、免疫反应、防止失水、排泄废物以及感受外界刺激。

1. 保护作用

生发层中有黑色素细胞，它可以产生黑色素，防止外界紫外线损伤人体内部组织。同时，表皮中还含有抗氧化酶，同样可以保护皮肤免于辐射损伤。厚实的网状真皮具有支撑作用，既可以保护机体以减缓外伤，又可以衬垫内在结构。附着于最外层的角质层可以抵御外界的磨损，防止异物的刺入。

2. 温度调节

皮肤作为热的不良导体，在调节体温以及保持体温的恒定中起着尤为重要的作用。当外界温度升高时，皮肤血管就会扩张，同时汗液分泌增多，散热增加；当外界温度下降时，皮肤血管就会收缩，同时汗液减少，防止体内热量外散。皮下脂肪有隔热作用，可防止体内热量的散失和外部热量的传入。

3. 免疫反应

皮肤是免疫系统的最外层，利用皮肤高度发达的先天性和获得性局部免疫反应，可以起到防御感染和毒素的作用。

4. 防止失水

角质层由多层角化上皮细胞构成，无生命，不透水，具有防止组织液外流的作用。

5. 排泄废物

皮肤组织中的汗腺通过汗液的排泄可以分泌出机体代谢产生的废物，皮脂腺可以排出分泌的皮脂。

6. 感受外界刺激

皮肤是人体最大、最重要的感觉器官，拥有丰富的感觉神经末梢，可以感受冷、热、物理挤压、摩擦、触觉、痛觉、温度觉等。

（二）衰老对体表系统的影响

进入中年以后，体表皮肤就会出现相应的变化。大多数人从 40 岁中期开始，皮下组织逐渐变薄，并且皮下组织的变薄与日晒程度以及外伤无关，完全是由机体正常衰老导致。衰老过程中，表皮与真皮之间的黏合度减低，使皮肤更加松弛，也更加容易起疱以及发生擦伤。当皮肤发生擦伤时，若小静脉撕裂，则会引起老年性紫癜。

（三）相关疾病及症状表现

与年龄最相关的改变是创口愈合时间明显延长，上皮细胞的再生速率降低，毛发的生长变慢，并且黑色素细胞随着衰老而相应减少，故毛发生长缓慢，并且逐渐变为白色。老年性相关皮肤证候还有皮肤干燥和褥疮。

1. 皮肤干燥

大部分老年人都会出现皮肤干燥，应首先排除部分疾病导致的机体缺水而引起的皮肤干燥。还有一些生理性原因，其中最为常见的有皮肤缺乏油脂、汗液等，也可能因为消化功能减退，缺乏营养物质而导致皮肤干燥。补充维生素或者使用适量的润肤乳均可改善老年性皮肤干燥的症状。

2. 褥疮

也称压疮，即压迫性溃疡，是由压迫缺血所导致的肌肉、皮下脂肪和皮肤的坏死。发生褥疮的高风险因素是长期卧床、不活动，末梢神经的敏感性降低也会增加褥疮发生的概率。预防褥疮形成的措施包括鼓励安全体位、定时翻身和避免直接压迫，深层泡沫床垫和气垫是比较有效的辅助预防工具。当褥疮出现后，首先需要清除对创口的一切压迫，同时改善营养，精心防止褥疮面积的增大和新发褥疮。对已经形成褥疮的部位，应考虑清理坏死组织，手术或化学扩创均为常见手段。同时，褥疮部位由于缺少皮肤的保护，极其容易感染，故局部或者系统地使用抗生素预防感染是必要的手段。大多数褥疮在上述措施治疗后基本都可以在 6 个月内愈合，但必要时手术治疗不可或缺。

（四）相关应对措施

衰老使皮肤弹性下降，皮肤干燥，色素沉着，对于这些问题，我们可以采取以下措施。

1. 科学护肤

使用适合自己肤质的保湿产品，如含有透明质酸、甘油等成分的护肤品，帮助锁住皮肤水分。日常应坚持涂抹防晒霜，减少紫外线伤害。

2. 均衡饮食

多摄取富含维生素 C、维生素 E 及多酚类抗氧化物质的食物，或使用含抗氧化成分的护肤品，抵抗自由基损伤。保持健康的生活方式，如保持营养均衡：多吃富含维生素 C 和维生素 E 的食物，如新鲜水果、蔬菜、坚果等，有助于抗氧化，延缓皮肤老化。

3. 适量运动

定期进行有氧运动，如散步、慢跑、游泳等，促进血液循环，增强身体免疫力。

4. 充足睡眠

保证充足的睡眠时间，有助于身体的恢复和修复，减缓衰老过程。

5. 心态调整

保持积极乐观的心态，学会释放压力，减少焦虑情绪对身体的负面影响。

第四章
中医对衰老的认识

第一节　中医对衰老生理过程的认识

对于衰老，世界卫生组织的定义是："衰老是体内各种分子和细胞损伤随时间逐步积累的过程。"《说文解字》有云："老，考也，七十曰老。从人、毛、匕。言须发变白也。""衰"的本义是指草编织成的遮风挡雨的蓑衣，用草编物，必按次第层叠进行，进一步引申为等差之意，而有衰退、衰落之意。"老"是生命过程中必然经历的阶段，"衰"则是伴随"老"而出现的机体虚损不足的生命状态。衰老是伴随着年龄的不断增长，出现的生命精华物质的亏损减少以及脏腑功能和形体结构的衰退现象，是生命历程中不可避免的过程，是一种不可抗拒的自然规律。生理性衰老是指机体随年龄增长而出现的形态、脏器、功能和代谢等各方面的不可逆的退行性变化。这些改变受到多种因素的共同影响，如社会、经济、疾病、营养、遗传、生活习惯等，存在个体性差异。"老而且衰"是人体必然经历的生命过程，"未老先衰"是先后天因素共同作用下产生的一种病理状态，而"老而不衰"则是中医养生的目标和追求。

中医学以整体观为基本特点，认为人与自然环境的统一性决定了人体会随着自然环境的变化而改变。四季更迭，春夏秋冬，温热凉寒，万物生长化收藏，人体生长壮老已。中医学关于衰老的认识和研究源远流长。正所谓"圣人不治已病治未病，不治已乱治未乱"，在中医学的认识中，机体的衰老虽然是不可控的，但其发生的早晚以及速度却是可以干预的。早在《黄帝内经》时期，中医学就提出较为系统的养生之道，即"法于阴阳，和于术数，食饮有节，起居有常，不妄作劳，故能形与神俱"。中医理论认为，衰老是由于阴阳失衡、先天不足、后天失养，造成人体气血津液等精华物质亏耗、脏腑功能虚损，使形体衰惫、精神失养。另外，气滞、痰凝、瘀血等病理产物也是加速衰老的重要原因。后世医家均在此理论基础上共同完善和丰富了衰老的中医理论体系，包括阴阳平衡失调说、先天禀赋不足说、后天调摄失宜说及痰瘀邪实说等。

一、阴阳平衡失调说

阴阳学说是中国古代人民创造的朴素的辩证唯物主义哲学思想，是中国古代重要的哲学理论之一，通过阴阳的对立统一和相互作用来

155

阐释宇宙万物的生成、发展和变化的根本规律。其主要内容包括阴阳交感、阴阳对立、阴阳互根、阴阳消长、阴阳转化、阴阳自和等方面。古人将这些规律融于中医学，用于阐释人体生命活动及疾病的发生、发展规律，提供临床疾病的诊疗思路，一定程度上影响着中医学理论体系的形成和发展。

"阴"与"阳"可以用来概括划分世间任何事物，凡是运动的、外向的、上升的、温热的、明亮的都属于阳，而凡是静止的、内向的、下降的、寒冷的、晦暗的都属于阴。"阴阳"二者其实处在一种动态平衡的关系中，又称"阴阳自和"。"阴阳自和"来源于中国古代哲学中"以和为贵"的基本观点，是阴阳双方自动维持和自动恢复其协调稳定状态的能力和趋势。阴阳自和乃阴阳本性，是一种相对的、动态的平衡，而并非一成不变的、静止的平衡。正所谓"阴在内，阳之守也；阳在外，阴之使也"。阴阳双方虽属性相反，相互对立，但同时又互根互用、互生互化。《素问·生气通天论》中云"阴平阳秘，精神乃治"，点明了阴阳动态平衡和人体健康长寿的关系。阴精主内，阳气主外；阴精为阳气固守提供物质基础，阳气为阴精生成给予功能保证。在此前提条件下，阴阳和谐，脏腑经络功能正常，气血运行有序，精神有所养，人体方可长期保持健康的状态。

从阴阳学说角度出发，人体的衰老过程与阴阳的失调是密不可分的。中医学认为，阴阳之间的变化是一切事物运动变化的根据，是事物发生、发展和变化的内在动力，同时也是生命生长、发育、衰老以至死亡的根本原因。"生之本，本于阴阳。""阴阳者，天地之道也，万物之纲纪，变化之父母，生杀之本始……"元代医家朱震亨曾提出"阳常有余，阴常不足"的观点。阴精作为生命的基本物质，通常易损难复，随着年龄的增长，此类阴阳偏盛偏衰的现象屡见不鲜，从而极易出现阴阳失调或阴阳俱损的表现，这是衰老的重要发生机制。阳化气、阴成形，阴阳的虚损可影响气化。而万物以气为本原，万物的生长衰亡、形态变化皆是气化的结果。气化失常，五脏生理功能无法正常发挥，也是衰老形成的重要原因。

二、先天不足说

《素问·上古天真论》有言："女子七岁，肾气盛，齿更发长……五七，阳明脉衰，面始焦，发始堕。六七，三阳脉衰于上，面皆焦，发始白。七七，任脉虚，太冲脉衰少，天癸竭，地道不通，故形坏而无子也。丈夫八岁，肾气实，发长齿更……五八，肾气衰，发堕齿槁。六八，阳气衰竭于上，面焦，发鬓颁白。七八，肝气衰，筋不能动。八八，天癸竭，精少，肾脏衰，形体皆极，则齿发去。肾者主水，受五脏六腑之精而藏之，故五脏盛，乃能泻。今五脏皆衰，筋骨解堕，天癸尽矣。故发鬓白，身体重，行步不正，而无子耳。"由此可知，在机体生长壮老已的过程中，肾中精气也同时在经历由稚嫩到充盛再到衰竭的过程。与其说在机体生命过程中精气也在不断变化，不如说是精气的变化在一定程度上决定了机体的生理状态。

人体五脏之中，肾脏具有潜藏、封藏、闭藏精气的特性，受五脏六腑之精而藏之。肾中所藏之先天精气是构成生命的原始物质。先天之精，禀受于父母，藏之于肾，为肾精，是构成胚胎的基本物质和生命来源，同时也决定着子代的厚薄强弱。肾精所化之气，即为肾气。

通常情况下，"肾精"与"肾气"两者相互化生，相互促进，是肾生理活动的物质基础，共同促进机体生长发育。肾为脏腑之本，肾中精气阴阳对先天脏腑的生成和后天脏腑的功能具有重要的生理作用。人体生命活动具有生、长、壮、老、已的自然规律，而肾中精气的盛衰在整个生命过程中扮演着决定性的角色。临床与遗传有关的先天性疾病，在中医学理论中皆可责之于肾。

肾中精气的盛衰是衰老发生发展的根本原因。肾之精、气、阴、阳与他脏之精、气、阴、阳之间，是相互资助和相互为用的动态关系。肾中精气作为影响机体生长发育的物质基础，会随着年龄的增长而呈现先逐渐充盛后逐渐衰少的过程，而这一过程也决定着机体生、长、壮、老、已的生命变化。《景岳全书》中有曰："以人之禀赋言，则先天强厚者多寿，先天薄弱者多夭。"《论衡》中曰："强寿弱夭，谓禀气渥薄。"这说明人的寿命与其先天禀赋有关。肾中精气的盛衰关系着人体的生长壮老，主导着人体的寿夭，也决定着衰老的速度。

现代遗传程序学说为中医的"先天说"提供了实验依据。遗传程序理论认为衰老是从受精卵到成熟阶段延长生命的遗传信号，衰老在每个物种中被编程，以此确定个体的平均寿命。机体内存在与长寿或抗衰老有关的基因，控制着人的寿命和衰老进程。

三、后天失养说

先天之本，肾中精气决定机体寿夭的基础；后天之本，脾胃化生气血影响着机体衰老的进程。后天虚损，化生气血津液匮乏，机体失养，则早衰始发。《黄帝内经》倡导"饮食有节"的养生之道，金元时期李东垣《脾胃论》也称："胃之一腑病，则十二经元气皆不足也……凡有此病者，虽不变易他疾，已损其天年。"刘完素《素问病机气宜保命集》中曰："修短寿夭，皆自人为。"以上都说明了后天脾胃虚损，均会影响气血津液的化生和运行，使各脏腑、组织失去濡养，功能损伤甚至衰竭，而诱使机体发生或加速衰老。

脾胃为"后天之本""气血生化之源"，脾宜升则健，胃宜降则和。机体生命活动过程所需要的营养物质皆赖于脾胃充养。胃有"水谷气血之海"之称，主受纳、腐熟水谷，即接受并消化饮食水谷；脾为孤脏，五行属土，中央土以灌四傍，主运化，将食物所化生精微物质转输全身，滋养脏腑、四肢百骸、筋骨皮毛等以发挥其正常功能。脾胃运化失职，气血生化乏源，于内而言，精神失养，脏腑功能衰退；于外则卫气不能抗御外邪，肌表失于固护而易感外邪，从而加速衰老的进程。

四、痰瘀邪实说

痰瘀是衰老过程中的病理产物，又可加速衰老进程。痰饮是人体水液代谢障碍所形成的病理产物。稠浊者为痰，痰可分有形之痰和无形之痰；清稀者为饮，根据其停留部位不同分为"痰饮""悬饮""溢饮""支饮"等。瘀血又称为"恶血""蓄血"，包括体内瘀积的离经之血，以及因血液运行不畅，停滞于经脉或脏腑组织内的血液。痰瘀均为病理产物，又可作为继发性病因发病。气血津液为机体生命活动的物质基础，随着年龄的增长，气血耗损而亏虚，推动无力，气血津液运行缓慢，而易生痰瘀，流窜或积聚于经络脏腑而衍生衰老相关疾病，老年人常见心血管疾病，如高血压、冠心病、糖尿病等。

第二节　历代医家对衰老的认识

千百年来，人们一直对于长生不老充满了向往。在日月长河、斗转星移中，人们发现长生不老是不可能实现的难题，人们自出生起必然经历成长、壮盛、衰老和死亡。于是，探讨衰老的机制，找到延缓衰老的方法，成为历代医家共同探索的目标。

古代的文学著述中有大量延缓衰老的论著，如《后汉书·艺文志》中有养性治身经，《隋书·经籍志》中有养生要集，《唐书·艺文志》中有摄生录，《宋史·艺文志》中有延龄秘宝方集，《学海类编》中有修龄要旨等。现有可查的最早资料《黄帝内经》，系统阐明了人体生、老、病、死的规律，全面记载了有关延缓衰老的理论和方法。继而有《金匮要略》的饮食禁忌，《中藏经》的调摄阴阳，《备急千金要方》的养生篇，刘完素的《摄生论》，《东垣十书》的安养心神调治脾胃论，《格致余论》的饮食箴、养老论等。这些理论研究是中医养生学说形成和发展的基础，对现代养生抗衰研究具有借鉴和指导作用。

一、历代医家对衰老和养生的探索和研究

先秦时期，儒家非常重视修身养性，"故大德……必得其寿""仁者寿"，提倡仁义礼智信，浩然之气，以射、乐、琴、舞为怡情之法，戒色、斗、得。在食养方面，指出食物要精细，烹饪要得当，按时进食，

注意饮食卫生，不食变色变质的食物，并提倡食不言、寝不语；还提出君子有三戒：少年戒之在色；壮年戒之在斗；老年戒之在得，属于心理养生的范畴；荀子提出"居必择乡""防邪僻而近中正"，指出好的生活环境及规律作息有益于健康。道家讲究精神调摄养生，倡导以静为主的养生思想。杂家强调生命在于运动，主张节制欲望，使生活有规律。《黄帝内经》提出预防为主，提前防病，防微杜渐的治未病养生观；外避贼风，内守精神，中养形体；要食饮有节、起居有常、不妄作劳、动静结合、合于自然、顺应环境以养生防病。全书渗透着以人为本的思想，将养生融入人们日常生活的衣食住行中，贯穿于生命过程的细节处，其中记载的养生理论与方法，被历代医家奉如圭臬，产生了深远影响。

东汉时期，名医辈出，从不同角度提出了针对衰老的认知与防治措施。《三国志·魏书·方技传》中记载了华佗的观点："人体欲得劳动，但不当使极尔。动摇则谷气得消，血脉流通，病不得生，譬犹户枢不朽是也。是以古之仙者为导引之事，熊经鸱顾，引挽腰体，动诸关节，以求难老。"华佗提倡导引养生，他认为，人体应该适当运动，但是不宜过量。适当运动能够促进人体胃肠蠕动，血脉流通，不容易生病，就像人们常说的门轴经常转动，最终不容易腐烂。为此，华佗创编了一套防病、治病、延年益寿的医疗保健操，即"五禽戏"。五禽是指虎、鹿、熊、猿、鸟，"五禽戏"是指模仿这五种禽兽的神态与动作，结合导引、行气、吐纳等功法，能外练筋骨皮肉，内养精神气血，具有动静相兼、刚柔并济的特点，是一套结构严谨、动作简单、易于推广的养生体操。华佗编创的"五禽戏"早期并无文字流传，只是在南北朝时期陶弘景的《养性延命录》中见到相关的文字记载。后世之人据此受到启发，创编并发展了多种流派的"五禽戏"。

对于如何养生防衰，张仲景提出"养慎"的思想。他强调养生须未病先防，慎养正气。《金匮要略·脏腑经络先后病脉证第一》曰："上工治未病，何也？师曰：夫治未病者，见肝之病，知肝传脾，当先实脾。四季脾旺不受邪，即勿补之。中工不晓相传，见肝之病，不解实脾，惟治肝也……若人能养慎，不令邪风干忤经络……房室勿令竭乏，服食节其冷热苦酸辛甘，不遗形体有衰，病则无由入其腠理。"可见，张仲景认为口舌之欲、生理性欲应有所节制。论及房事，他说道"房室勿令竭乏"；论及饮食，他非常重视脾胃的养护，强调"服食节其冷热苦酸辛甘"。张仲景的"养慎"思想进一步深化了《黄帝内经》"上工治未病"的学术思想，强调了中医"治未病"、防患于未然的重要性。并且，其在《金匮要略》中提出的八味肾气丸、薯蓣丸、黄芪建中汤等，经现代药理学研究证实均有抗衰老的作用，表明这一时期已有抗衰老药物的出现。

三国时期，嵇康提出"形神相亲，表里俱济""形恃神以立，神须形以存"，指出养生必然包括养形与养神两个方面，其所著《养生论》《答难养生论》是著名的养生专论。在书中，他提及养生有五难：名利不灭，此一难也；喜怒不除，此二难也；声色不去，此三难也；滋味不绝，此四难也；神虚精散，此五难也。从内容上看，"五难"涉及精神、情志、饮食等方面，实质上指的是五种贪欲。如何摒除这五欲，嵇康认为，人类长寿的关键在于不使自身为七情六淫所伤、名利声色所累，如此才能身体强健，得以长寿。他认为"五难"不除，必然损伤身体，难以健康。

东晋时期，道教学者、著名炼丹家、医药学家葛洪提倡采用导引、行气、房中术等方式来养气。其所著《抱朴子·内篇》主要体现了其养生思想。他提出："我命在我不在天，还丹成金亿万年。"葛洪认为，通过修炼，人方可以长生成仙。因此，他广泛吸取各家养生之精华，兼容并蓄，众术合修，使身体不伤不损，免除灾病，延长生命，以求长生。《抱朴子·内篇·至理》："夫有因无而生焉，形须神而立焉。有者，无之宫也。形者，神之宅也。故譬之于堤，堤坏则水不留矣。方之于烛，烛糜则火不居矣。身劳则神散，气竭则命终。根竭枝繁，则青青去木矣。气疲欲胜，则精灵离身矣。"

南朝梁代著名的医药家、炼丹家、文学家陶弘景，人称"山中宰相"。融摄医道养生理论，并躬身力行，撰成《养性延命录》，集中反映了陶弘景的养生学术思想，在中医养生学发展史上占有重要地位。陶弘景把形神一体作为养生的都领大归。故在《养性延命录·教诫》中说："夫神者，生之本；形者，生之具也。神大用则竭，形大劳则毙……故人所以生者，神也；神之所托者，形也。神形离别则死，死者不可复生，离者不可复返，故乃圣人重之。夫养生之道，有都领大归……"他劝导人们静心养神、养形摄生，遵循养生之道。但过度耗散精神，劳累身体，对人的健康也是极为不利的，所以须做到《三皇经》的十二少："少思、少念、少欲、少事、少语、少笑、少愁、少乐、少喜、少怒、少好、少恶"；彭祖的十不思"不思衣，不思食，不思声，不思色，不思胜，不思负，不思失，不思得，不思荣，不思辱"；张湛的养生十要"一曰啬神，二曰爱气，三曰养形，四曰导引，五曰言语，六曰饮食，七曰房室，八曰反俗，九曰医药，十曰禁忌"等养生方法。保持清心寡欲，静心啬神，情志有节，才能达到延年益寿的目的。

唐代著名医家孙思邈，注重老年人养生保健。他认为五十岁之后为老年期，指出人年五十以上，阳气衰，损与日至，心力渐退，忘前失后，兴居怠懒，计授皆不称心，视听不稳，多退少进，日月不等，万事零落，心无聊赖，健忘嗔怒，性情变异，饮食无味，少食多餐，清淡饮食。《千金翼方·养老大例》："人年五十以去，皆大便不利，或常苦下痢……常须预防。若秘涩，则宜数食葵菜等冷滑之物。如其下痢，宜与姜韭温热之菜……所以老人于四时之中，常宜温食。"这是指人五十以后，脏腑精气衰弱，消化功能下降或推动无力，容易便秘或腹泻，所以孙思邈建议老年人宜食富含粗纤维且容易消化的温食。《千金翼方·养老食疗》："每食必忌于杂，杂则五味相挠。食之不已，为人作患，是以食啖鲜肴，务令简少。饮食当令节俭，若贪味伤多，老人肠胃皮薄，多则不消。"即老年人消化功能减退，不可一次性摄入过多食物，多则损形伤气，故而孙思邈建议老年人少食多餐，清淡饮食。《千金翼方·养老食疗》："极须知调身按摩，摇动肢节，导引行气。行气之道，礼拜一日勿住，不得安于其处，以致壅滞。故流水不腐，户枢不蠹，义在斯矣，能知此者，可得一二百年。"孙思邈认为老年人应当从事适度的运动，通过导引行气等方式，达到延年益寿的目标。《千金翼方·退居》："四时气候和畅之日，量其时节寒温，出门行三里二里及三百二百步为佳。"在天气晴朗、温度适宜之时出门散步，呼吸新鲜空气，可以舒畅情怀，利于身心健康。散步活动量少，运动强度低，极其适合老年人。另外，孙思邈还提出饭后摩腹，"中食后，还以热手摩腹，行一二百步，缓缓行，勿令气急"，饭后摩腹及散步可以加快肠胃蠕动，促进消化，有益健康，可谓"饭后百步走，活到九十九"。

宋金元时期，形成了各具特色的养生流派。宋代医家陈直注重老年养生保健，承袭《黄帝内经》养生思想，借鉴孙思邈的养生方法，根据老年人的生理病理特点，编撰了《养老奉亲书》，是我国现存最早的老年保健学著作。元代邹铉在该书基础上增加三卷，改名为《寿亲养老新书》，为后世老年养生流派的形成提供了理论基础，产生了深远影响。陈直在《养老奉亲书·饮食调治》中指出："主身者神，养气者精，益精者气，资气者食。食者，生民之天，活人之本也……其高年之人，真气耗竭，五脏衰弱，全仰饮食以资气血，若生冷无节，饥饱失宜，调停无度，动成疾患。"可见，老年人必须重视饮食调治，要把饮食调摄作为养老之本。陈直认为："老人之食，大抵宜其温热熟软，忌其黏硬生冷……尊年之人，不可顿饱，但频频与食，使脾胃易化，谷气长存，若顿令饱食，则多伤满，缘衰老人肠胃虚薄，不能消纳，故成疾患。"即老年人脾胃虚弱，宜食温热熟软且易于消化的食物，忌食黏硬生冷的食物；更不能暴饮暴食，提倡老年人少食多餐。《养老奉亲书·四时养老总序》："春温以生之，夏热以长之，秋凉以收之，冬寒以藏之，若气反于时，则皆为疾疠，此天之常道也，顺之则生，逆之则病……人能执天道生杀之理，法四时运用而行，自然疾病不生，长年可保，其黄发之人，五脏气虚，精神耗竭，若稍失节宣，即动成危瘵。盖老人倦惰，不能自调，在人资养以延遐算，为人子者，深宜察其寒温，审其馈药，依四时摄养之方，顺五行休王之气，恭恪奉亲，慎无懈怠。"陈直结合老年人的生理特点，提出了顺应四时的养生调摄方法和注意事项。

金代著名医学家李东垣提出"百病皆出脾胃衰而生"。其在《脾胃论·脾胃虚实传变论》中提出："元气之充足，皆由脾胃之气无所伤，而后能滋养元气。若胃气之本弱，饮食自倍，则脾胃之气既伤，而元气亦不能充，而诸病之所由生也。"即"养生当实元气"，强调脾胃在化生卫气、预防疾病、生成气血、化生能量、补养先天等方面的重要作用。《脾胃论·脾胃胜衰论》："胃中元气盛，则能食而不伤，过时而不饥，脾胃俱旺，则能食而肥，脾胃俱虚，则不能食而瘦。"由此可见，"脾胃之气"对防病养生具有重要意义。《脾胃论》中指出了饮食不节、劳役过度、情志内伤等均可伤及脾胃，由此折射出李东垣强调饮食起居及护理脾胃的养生思想。

朱震亨推崇儒家的正心、收心、养心观点，倡导静心节欲，以制妄动相火。《格致余论·阳有余阴不足论》："男子十六岁而精通，女子十四岁而经行，是有形之后，犹有待于乳哺水谷以养，阴气始成而可与阳气为配，以能成人，而为人之父母。古人必近三十、二十而后嫁娶，可见阴气之难于成，而古人之善于摄养也。"可见，朱震亨提倡晚婚节欲，使精不耗。《格致余论·色欲箴》："配为夫妇，生育攸寄，血气方刚，惟其时矣。成之以礼，接之以时，父子之亲，其要在兹……气阳血阴，人身之神，阴平阳秘，我体长春。"可见，节欲养精是存身之关键。

万全提出法时观，即人要根据自然规律，顺应自然变化，以此养生则长寿。他秉承《素问·四气调神大论》中四时调摄的观点："圣人春夏养阳，秋冬养阴，以从其根。"人的生命过程生、长、壮、老、已贯穿在自然界万物春生、夏长、秋收、冬藏的自然规律中，故万全指出人的生活起居应顺应四时变化而随时调整。《养生四要·法时》："春食麦与羊，夏食菽和鸡，秋食麻与犬，冬食黍与彘者，以四时之食，各有所宜也。又春木旺，以膳膏香助胃，夏火旺，以膳膏臊助肺，秋金旺，以膳膏腥助肝，冬水旺，以膳膏膻助心。"春夏时节，宜食用温和的食物，以助阳气升发。秋冬时节，宜食用凉润的食物，以益阴津内敛。且防五行相克，以养其脏。日常起居方面，万全根据《黄帝内经》四时养生之要，春季宜"夜卧早起，广步于庭，被发缓形""以使志生"，夏季宜"夜卧早起，无厌于日""使志无怒"，秋季宜"早卧早起，与鸡俱兴""使志安宁"，冬季宜"早卧晚起，必待日光，使志闲逸，潜伏隐括，去寒就温"。

明代杰出医学家张介宾对养生亦有研究。他的养生思想除源于《黄帝内经》外，还兼收儒、释、道三家之说，著有《类经》《类经图翼》《景岳全书》等著作，包含了他的学术思想以及养生观点，对后世产生了很大的影响。张介宾在养生方面钟情于养阳气，认为"阳强则寿，阳衰则夭"。针对元代医家朱震亨"阳常有余，阴常不足"的观点，持不同见解，他提出"阳常不足，阴本无余"的观点，认为养阳是养生最关键的内容。故《类经附翼·大宝论》曰："阳来则生，阳去则死……天之大宝，只此一丸红日；人之大宝，只此一息真阳。"所以张介宾告诫人们保养生命，尤其要爱护人体阳气，他在强调人体内阳气重要性的同时，并不忽视阴精的作用，故《景岳全书·传忠录·阴阳》说："阴根于阳，阳根于阴。"人在生长发育的过程中，阴阳互根互用，相辅相成，不可独存。《景岳全书·新方八阵·补略》："故善补阳者，必于阴中求阳，则阳得阴助而生化无穷；善补阴者，必于阳中求阴，则阴得阳升而泉源不竭。"张介宾据此阴阳理论创制左归丸、右归丸等方，这一理论同样适用于养生，并指导着养生用药。

历代医家对于中医养生及抗衰老均提出了各自不同的观点，但衰老开始的时间一直众说纷纭。早在《素问·上古天真论》中就有"尽终其天年，度百岁乃去"的记载，《左传》称"上寿百二十岁，中寿百岁，下寿八十"，清代高世栻之《黄帝素问直解》注之曰："生化有大小，死期有远近，如朝菌晦朔、蟪蛄春秋，此化之小、期之近者也；蟪灵大椿，千百岁为春，千百岁为秋，此化之大、期之远者也。"百岁、百二十岁一直是人们追求的长寿目标。随着生长过程中气血、脏腑的改变，人们开始走向衰老。《灵枢·天年》曰："四十岁……平盛不摇……五十岁，肝气始衰……六十岁，心气始衰……七十岁，脾气虚……八十岁，肺气衰……九十岁，肾气焦……百岁，五脏皆虚，神气皆去，形骸独居而终矣。"四十岁前后人们开始走向衰老，男女因其生理结构不同，衰老的开始时间也不同。《素问·上古天真论》云："女子……四七，筋骨坚，发长极，身体盛壮；五七，阳明脉衰，面始焦，发始堕；六七，三阳脉衰于上，面皆焦，发始白；七七，任脉虚，太冲脉衰少，天癸竭，地道不通，故形坏而无子也。""男子……四八，筋骨隆盛，肌肉满壮；五八，肾气衰，发堕齿槁；六八，阳气衰竭于上，面焦，发鬓颁白；七八，肝气衰，筋不能动；八八，天癸竭，精少，肾脏衰，形体皆极，则齿发去。"

二、导致衰老的原因

中医认为，衰老的产生主要与两部分有关：先天禀赋和后天因素。早在两千多年前，东汉学者王充的《论衡·气寿篇》就提出"夫禀气渥则其体强，体强则命长……命短则多病寿短"，认为父母赋予的寿命遗传因素对于人体的生命长短具有一定的影响；著名医家张介宾的《景岳全书》中，"天年""先天后天""中兴""治形"等篇针对老年医学方面论述较多，张氏提出"以人之禀赋言，则先天强厚者多寿，后天薄弱者多夭""夫禀受者先天也……先天贵在父母"，《灵枢·天年》认为，长寿与先天禀赋有关，强调人之生"以母为基，以父为楯；失神者死，得神者生也"。另《灵枢·阴阳二十五人》有"火形之人"多不寿暴死之说，这是体质遗传的最早记载。先天禀赋强则身体壮盛，精力充沛，不易衰老。反之，先天禀赋弱则身体憔悴，精神萎靡，衰老就提前或加速，明代高濂继《寿亲养老新书》之后辑成《遵生八笺》："……始而胎气充实，生而乳哺有方，长而滋味不偏，壮而声色有节者，强而寿……壮而声色恣放者，弱而夭"。张介宾《类经·疾病类》六十二说"禀赋为胎元之本，精气之受于父母者也"，父母精元的强盛是子女长寿的第一步，若先天禀赋薄弱、五脏脆弱、脏腑功能活动不健全则较于常人更易衰老，不能寿终。

不良的生活方式也会促进衰老。《素问·上古天真论》云："以酒为浆，以妄为常，醉以入房，以欲竭其精，以耗散其真，不知持满，不时御神，务快其心，逆于生乐，起居无节，故半百而衰也。"不合理的生活方式耗散元精，使人过早而衰，真正可以做到"尽终其天年，度百岁乃去"之人需"法于阴阳，和于术数，食饮有节，起居有常，不妄作劳""凡行住坐卧，宴处起居，皆须巧立制度"。

情志也是当今社会不可忽视的引起衰老的因素之一。《素问·阴阳应象大论》说"喜怒伤气"，而《素问·举痛论》又说"百病生于气"。《理虚元鉴》指出："人之禀赋不同，而受病亦异。顾私己者，心肝病少，顾大体者，心肝病多，不及情者，脾肺病少，善钟情者，脾肺病多。任浮沉者，肝肾病少，矜志节者，肝肾病多，病起于七情，而五脏因之受损。"明代李梴《医学入门》指出"何今之夭者多，而寿者少欤？曰：饮食起居动作之间，安能一一由心所主，而无挂误哉……此古今之寿相远者，非气禀之异也。"《灵枢·本神》说"心怵惕思虑则伤神，神伤则恐惧自失""肾，盛怒而不止则伤志，志伤则喜忘其前言"。《吕氏春秋》曰："精神安乎形，而年寿得长焉……大喜、大恐、大忧、大怒、大哀五者损神则生害矣。"《太平圣惠方》所云"心神乱，则血脉不荣，气血俱虚，精神离散，恒多忧虑，耳目不聪，故令心智不利，而健忘也"，表明神志与情志相互影响，如不和，皆影响人体健康。

三、从五脏论治衰老

衰老之机，五脏为枢，人是一个有机整体，构成人体的各个组织器官在结构上相互沟通，在功能上相互联系、相互配合，在病理上相互影响。《灵枢·天年》讲道："人生十岁，五脏始定，血气已通，其气在下，故好走；二十岁，血气始盛，肌肉方长，故好趋；三十岁，五脏大定，肌肉坚固，血脉盛满，故好步；四十岁，五脏六腑、十二经脉，皆大盛以平定，腠理始疏，荣华颓落，发颇斑白，平盛不摇，故好坐；五十岁，肝气始衰，肝叶始薄，胆汁始减，目始不明；六十岁，心气始衰，苦忧悲，血气懈怠，故好卧；七十岁，脾气虚，皮肤枯；八十岁，肺气衰，魄离，故言善误；九十岁，肾气焦，四脏经脉空虚；百岁，五脏皆虚，神气皆去，形骸独居而终矣。"

衰老从肝而论，肝主疏泄，调节气机，使精气血运行输布、升降环流有度，情志舒畅、五脏功能调和则健康长寿。《读医随笔》说："肝者，贯阴阳，统血气，居贞元之间，握升降之枢者也……世谓脾为升降之本，非也。脾者，升降所由之径；肝者，升降发始之根也。"人体衰老也是以肝为先导的，《素问·脏气法时论》曰："肝主春，足厥阴少阳主治……心主夏，手少阴太阳主治……脾主长夏，足太阴阳明主治……肺主秋，手太阴阳明主治……肾主冬，足少阴太阳主治。"随着四时季节的变化，自然界生物生长化收藏，人体也不例外，生长壮老已，从肝开始，由肾结束。人进入衰老阶段，出现耳目及活动障碍，"丈夫……七八，筋不能动""年五十……耳目不聪明矣"，均与肝之疏泄、藏血、开窍于目有关。不仅如此，肝郁则气滞，"阳气者，大怒则形气绝，而血菀于上，使人薄厥"，肝为刚脏，为将军之官，急躁易怒，病则易伤气机，郁而化火，伤及五脏。气逆于脑窍，进一步损伤脑窍之气血，脑窍失养，脑的认知功能也会出现问题。《景岳全书》中记载："痴呆证，凡平素无痰，而或以郁结，或以不遂，或以思虑，或以疑贰，或以惊恐，而渐致痴呆。"又《辨证录·呆病门》有曰："大约其始也，起于肝气之郁。"肝主疏泄功能正常，则精气血调和、情志舒畅，神明而智聪。

衰老从心论证，《素问·灵兰秘典论》认为，心在五脏六腑中起着重要作用，指出"凡此十二官者，不得相失也。故主明则下安，以此养生则寿，殁世不殆，以为天下则大昌。主不明则十二官危，使道闭塞而不通，形乃大伤，以此养生则殃，以为天下者，其宗大危，戒之戒之"，故养生先养心。"心者，君主之官，神明出焉。"心主神明，具有统帅全身脏腑、经络、形体、官窍生理活动的作用。"心者，五脏六腑之大主也，精神之所舍也，其脏坚固，邪弗能容也，容之则心伤，心伤则神去，神去则死矣。"心神正常，则人体各脏腑功能相互协调，彼此合作；心神失养，则五脏六腑功能都会受到影响，脏腑日渐衰退，最终导致衰老。心主血脉的功能减退可出现心气无力推动血液运行，产生血失流畅、脉道阻塞瘀血，导致"血"不濡之。老年人常常出现记忆、认知、睡眠障碍，视力下降，反应迟钝，面色萎黄，颜容憔悴，目昏耳聋，大便干结等各种衰老迹象。

衰老从脾而论，脾胃为后天之本，在衰老的过程中也是最早出现症状的脏腑。脾胃为后天之本，充养先天不足，被喻为水谷之海，气血生化之源。脾胃不足，则气血两虚，可致病理性早衰。李东垣在《脾胃论》中提到"元气之充足，皆由脾胃之气无所伤，而后能滋养元气……而元气亦不能充，而诸病之所由生也"，元气的充沛有赖脾胃之气的健旺，且脾胃之气的强弱也可影响元气的盛衰。龚廷贤在《寿世保元》中曰"凡年老之人，当以养元气、健脾胃为主"，强调脾胃健旺，元气充沛，后天气血充足在延年益寿、养老抗衰中的重要性。《扁鹊心书》曰："人以脾为母。"内伤脾胃，百病丛生，脾土功能正常是人体延缓衰老、健康长寿的重要基础，反之则是人体衰老产生的重要因素。因此，从脾土论治抗衰老对养生、抗衰均具有重要的现实意义。《图书编·脏气脏德》曰："养脾者，养气也，养气者，养生之要也。"作为脾功能正常发挥的物质基础及动力，脾气健旺有利于延缓机体的衰老进程，脾气虚衰后，除了会直接影响水谷精微的运化而出现消化功能异常的症状外，还会出现气血不足之证，如面色憔悴、全身乏力、少气懒言、四肢不温等。这些气血不足的症状也是人体衰老的重要表现；且脾位居中焦，若脾虚不升，则气化失宜，其他脏腑的升降出入运动亦会受到影响，导致脏腑气化失常，五脏精气升降无序，六腑浊气留滞不传，而生衰老现象。

衰老从肺论治，《素问·痿论》说："肺者，脏之长也。"清代名医江秋又曰："肺气之衰旺，关乎寿命之短长"，明代医家绮石先生在《理虚元鉴》中指出"肺为五脏之天""阴虚之证统于肺"，肺脏在人体中发挥着不可或缺的作用。肺主气，司呼吸，肺之功效失能则人无气，宗气化源即绝，人不能寿终；肺又主宣发肃降，推动气机的运行，气机失调，病理产物堆积，痰浊瘀血进一步阻滞气机，影响气血的运行，脏腑百骸失气血所养，加速人体的衰老。

衰老从肾论治，肾精虚衰，如"精极，令人少气，嗡嗡然内虚，五脏气不足，发毛落，悲伤喜忘"（《医灯续焰》），善于养生者保持精气充盛有余则"耳目聪明，身体轻强，老者复壮，壮者益治"（《素问·阴阳应象大论》），"肾气盛则寿延，肾气衰则寿夭"（《医学正传》），"肾气绝，则不尽其天命而死也"（《中藏经》），均强调肾中精气的盛衰是影响人体寿夭的核心因素，肾精虚衰是衰老的根本，肾精虚则五脏功能皆虚，因此肾精虚造成先天不足，机体发育不全，功能失调，容易出现抵抗力下降，发病率升高，衰老提前。故宋代陈直在《养老奉亲书》中载："上寿之人，血气已衰，精神减耗，危若风烛，百疾易攻，至于视听不至聪明，手足举动不随，其身体劳倦，头目昏眩，风气不顺，宿疾时发，或秘或泄，或冷或热，此皆老人之常态也。"宋代许叔微曰"五脏六腑衰极而渐至肾"，明代张介宾《景岳全书》曰"五脏之伤，穷必及肾"。五脏随年龄增加而功能活动下降，肾中精气得不到五脏之精的充养，则肾中精气匮乏，无法充养形体官窍，导致衰老，肾中精气的盛衰决定着衰老的速度，直接主宰着人体的生长壮老，关系着人体的寿夭否泰。无论是先天不足，禀赋薄弱，还是后天失养、六淫、七情、饮食、劳倦、时行疫毒损害，均可导致肾精虚亏，机体的各项功能低下，出现须发早白，牙齿过早松动脱落，腰膝、筋骨酸痛软弱，听力、记忆力过早衰退，性功能淡薄衰退等一系列衰老征象。

衰老是一个动态的过程，五脏功能减退是衰老的基本机制。《灵枢·天年》说："五脏坚固，血脉和调，肌肉解利，皮肤致密，营卫之行不失其常，呼吸微徐，气以度行，六腑化谷，津液布扬，各如其常，故能长久。"人们受七情、六淫、外伤跌仆以及各种疾病与环境的影响，首先出现气血失调，流通受阻，瘀血内停。由于瘀血的产生和存在，造成气血平衡破坏，使脏腑得不到正常的濡养，多种病理变化随之产生，出现脏腑虚衰，精气神亏耗，气的生化作用减弱，脏腑生理功能无法正常发挥，从而加重气血失衡，气虚血瘀，形成恶性循环，最后导致衰老和死亡。

延缓衰老应从老年前期开始，根据不同的年龄阶段采用不同的方法调理五脏。华佗在《中藏经》中有云："其本实者，得宣通之性，必延其寿；其本虚者，得补益之情，必长其年。""补其不足，泻其有余"，根据不同年龄五脏的生理特点采用补虚泄实的办法，通过调理五脏的平衡，使机体达到阴平阳秘的状态，以颐养天年。

第三节　常用抗衰老中药

中国是世界上老龄人口最多的国家，也是老龄化速度最快的国家之一，我国 2020 年第七次全国人口普查数据中，60 岁及以上人口为 26 402 万，占全国人口的 18.7%，其中 65 岁及以上人口为 19 064 万，占全国人口的 13.5%，预计到 2050 年，老龄人口将达到 4.8 亿，占全国人口的 35% 左右，这将会给我国造成极大的社会经济负担。中医药抗衰老是延缓老年病发生、实现健康老龄化的重要对策。中医药抗衰老在整体观念与辨证论治理论的指导下，综合运用"治未病"思想，旨在延长寿命和提高生命质量，达到防衰抗衰的目的。中药黄精、丹参、冬虫夏草、何首乌、人参等均具有很好的抗衰老作用。

一、黄精

黄精是我国传统的保健中药之一，在古代医籍中被赞誉为"仙人余粮"。中医药理论认为黄精性平，味甘，归脾、肺、肾经，具有补中益气、安五脏、健脾胃、润心肺、益肾填精、延年不饥、助筋骨、治疗内热消渴的作用。黄精在我国具有悠久的用药历史，对于黄精的描述最早见于南北朝的《名医别录》，描述黄精具有补中益气、安五脏、延年不饥的功效，后代的《日华子本草》《本草征要》增加其健脾胃、润心肺、益肾填精、治疗内热消渴、助筋骨的作用。现代化学以及药理学研究证明，黄精具有的多种化学成分，可发挥多种药理作用，进而运用于治疗多种疾病，具有良好的药用和临床价值。

黄精具有补气养阴的功效。在中医理论中，气是生命活动的基本物质，气的充盛与否直接影响人体的健康和寿命。黄精能够补气，使人体气血调和，可增强体质，从而达到抗衰老的目的。同时，黄精还能养阴，阴液是人体各种生理功能的基础，黄精的养阴作用能够滋润身体，保持生理功能的正常运作，延长生命。

（一）调节免疫

免疫系统的功能与人体健康密切相关，较强的免疫力能够抵御病原体的侵袭，维护身体健康。黄精能润肺，改善肺的功能，增强呼吸系统的抵抗力。黄精中的微量元素和维生素，如锌、铜、铁、锰等，能够强化免疫系统，增强身体的抵抗力。有研究显示，黄精可明显改善血清溶血素含量及巨噬细胞的吞噬指数，增加胸腺及脾脏的相对质量。这说明黄精对免疫功能有一定的改善作用。黄精提取物对多个免疫指标都有一定的修复或恢复作用，可促进血清溶血素的形成，提高免疫器官功能，增强机体的抗炎能力，促进淋巴细胞的转化等。

（二）抗肿瘤

肿瘤作为目前人类健康最主要威胁之一，年龄越大患病率越高。黄精能够健脾，提高脾胃的运化能力，增强食物的消化吸收，从而提供充足的营养，支持身体的生长和修复，抵抗肿瘤细胞的侵袭。研究发现，黄精提取物可以调节肿瘤细胞的分化和凋亡，黄精多糖可降低瘤重，且能显著提高免疫器官的免疫指数。另有研究发现，黄精多糖对实体瘤的生长有明显的抑制作用，而且表现出明显的药物剂量依赖关系，中、高剂量的黄精多糖能够明显抑制肿瘤的生长，抑瘤率达到60%左右。

（三）抗衰老作用

在古医籍中，黄精的抗衰老功效早有记载。《神仙芝草经》曰："黄精宽中益气，使五脏调良，肌肉充盛，骨髓坚强，其力倍增，多年不老，颜色鲜明，发白更黑，齿落更生。"这说明黄精有较好的抗衰老作用，能使人身体轻盈、精力充沛。《名医别录》中记载黄精："味甘，平，无毒。主补中益气，除风湿，安五脏。久服轻身、延年、不饥。"现代药理学研究发现，黄精的主要生物活性成分黄精多糖具有显著的抗氧化、抗自由基等作用。黄精提取物可能通过抗氧化作用减轻内皮细胞损伤。有研究发现，黄精提取物能改变老化相关酶活性，增强自然更年期机体的抗氧化能力并改善其血脂代谢，延缓衰老，并能影响骨骼肌氧化活性，从而增强机体的抗损伤、抗衰老作用。

（四）降低血糖浓度，促进血糖代谢

内热消渴这一病症与西医学中的糖尿病相似。内热消渴主要是由于肺燥、胃热、肾阴虚等因素，从而引起口渴、多饮、多尿等症状。黄精可以滋阴降火，恢复体内阴阳平衡，从而改善内热消渴的症状。现代药理学研究发现黄精能够降低实验性糖尿病模型的血糖水平，证实了其降血糖的功效。其次，黄精具有润肺生津的作用。糖尿病患者常常伴有肺燥咳嗽、口干舌燥等症状。黄精能够润肺生津，缓解肺燥

咳嗽。现代药理学研究也发现，黄精提取物可以有效调节胰岛素受体，使其表达明显增加，进而揭示黄精具有调节血糖的作用；现代研究发现，黄精多糖对非胰岛素依赖型糖尿病的血糖、血脂具有显著的降低作用，可减轻肝细胞脂肪变性。

（五）调节脂类代谢，保护心肌

心血管类疾病是目前老年群体致死率最高的疾病，也是老年群体最大的死因之一。研究发现，黄精具有抑制肝脏脂质氧化、调节与脂类代谢相关基因和蛋白表达的作用，从而发挥防治高脂血症的功效。有研究结果显示，黄精多糖具有降脂以及抗动脉粥样硬化形成的作用。也有研究发现，黄精多糖对急性心肌梗死的肌损伤有保护作用。

黄精在古代医籍中早有记载，并在现代药理学研究中得到了科学验证。黄精的补气养阴、健脾、润肺、益肾等功效，与其抗衰老的作用密切相关。黄精的这些生物活性成分和药理作用，为中医的抗衰老理论提供了现代科学依据。因此，黄精是一种天然的抗衰老药材，我们在日常生活中可适当食用，以达到保健强身的目的。

二、丹参

丹参是一味具有活血祛瘀、通经止痛、清心除烦等功效的中药，是临床上常用的活血药。近年来，越来越多的研究发现活血化瘀类中药在抗衰老方面的作用。丹参作为一味典型的活血化瘀药物，在改善人体衰老的生理、病理、生化、免疫等方面均有积极作用，同时，它在老年人的心血管疾病及神经系统疾病中也有着十分广泛的应用。

（一）抗氧化

在与外界接触的过程中，由于呼吸作用和外部环境的干扰、污染、放射线等因素，人体会不停地产生自由基，这个过程可以理解为人体每天都在生"锈"，而这个"锈"就是自由基。自由基是机体具有极强氧化功能的一种物质，会导致机体衰老。就像苹果切开后与空气中的氧结合从而变黄，对人体来说氧化最大的体现就是衰老。体内外试验证明，丹参的有效成分丹参酮ⅡA、丹参素和丹酚酸，均是有效的抗氧化剂，尤其以丹酚酸的抗氧化作用最强，能够清除体内的自由基，预防自由基氧化引起的细胞损伤，帮助中老年人抗衰老，抵抗有毒物质的侵害。

（二）抗血管衰老

中医认为，气血是构成身体的基本要素，它就像生命的燃料，推动着人体的生长发育。从年轻到衰老，其实就是一个气血从旺盛到逐渐衰弱的过程。现代研究也发现，人体的微循环功能，也就是微小的血液循环，会随着年龄的增长而逐渐出现问题。当微循环功能减弱时，身体各部分的物质交换就会受到影响，进而引发各个脏器的功能衰退。特别是老年人，他们的血流速度逐渐变慢，血管变硬，管腔变得狭窄，容易引起血液瘀积，是导致人体衰老的重要原因。而丹参可以防止血小板聚集，降低血液的黏稠度，减轻身体的炎症反应，还能扩张冠状动脉，帮助改善血液循环。同时，丹参能够改善心血管疾病患者的临床症状，不仅能改善冠心病患者的心绞痛症状，还能保护心肌细胞和血管内皮细胞，让他们的心脏更加健康。研究证明，服用丹参后，人体的血液循环得到明显的改善，血流速度加快，血液中的杂质也能被更好地清除。

（三）调节免疫

随着年龄的增长，机体免疫功能逐渐减退，是导致衰老和死亡的重要原因之一，因此调节和改善机体免疫功能是延缓衰老的重要途径。随着年龄的增长，人体脏腑阴阳气血也随之衰减，易致气血运行不畅，瘀血内停，这些问题均会导致机体免疫功能下降或紊乱，继而加速衰老进程。丹参的有效成分在调节免疫功能方面发挥着显著的作用，通过抑制炎症反应、调节细胞和体液免疫、改善患者红细胞免疫等多个方面来调节免疫功能。研究表明，丹参可以有效减少体内金黄色葡萄球菌、大肠埃希菌、变形杆菌等细菌的繁殖，具有一定的抗炎作用，并且可以双向调节免疫，使过低或过高的免疫反应恢复正常，而不干扰机体正常的免疫作用。

（四）改善认知功能

在衰老过程中，人脑会有明显的结构、功能、病理、生化等改变，这些改变主要是由于影响脑细胞正常代谢的物质随着年龄增长而增多，从而导致脑功能衰退，加速衰老。这种衰老过程常常伴随头部不适、头晕、记忆力下降、注意力不集中等症状。一些研究表明，随着年龄增长，人体会产生更多的自由基，这些自由基对脑细胞造成损伤，加剧认知功能下降。然而，丹参的有效成分具有强大的抗氧化作用，能够减少氧化应激对脑细胞的损伤，从而帮助维持人体的认知功能。不仅如此，丹参还能促进脑神经元的再生和修复，推动脑部微血管的再生过程。这些作用有助于改善因血流灌注不足而导致的脑部循环障碍，进而提高个体的记忆力、注意力和反应能力。

三、冬虫夏草

冬虫夏草作为一种珍稀的中药材，早已在中华民族的医药文化中占据了重要的地位，其具有补虚损、补肺益肾、止咳化痰的功效。随着现代科学研究的深入，冬虫夏草在抗衰老方面的功效被发现。冬虫夏草，又称虫草，是一种生长在海拔 3 000~4 000 米高寒山区的珍稀中药材，它是由蝙蝠蛾幼虫在土壤中感染一种特殊的真菌后形成的，既具有虫体的形态，又含有真菌的成分，因此得名。现代科学研究表明，冬虫夏草含有多种活性成分，如多糖、氨基酸、多肽、微量元素等，这些成分共同作用，赋予了冬虫夏草强大的抗衰老能力。

（一）调节免疫

冬虫夏草富含多糖成分，能够直接作用于人体的免疫系统，激活免疫细胞，免疫细胞被激活后，能够更好地识别并清除体内的病原体，抵御外界的有害因素，以增强免疫系统的整体功能。同时，冬虫夏草中的多糖还能够平衡免疫反应，防止免疫的过度或不足，这种调节作用可以让人体在面对一些威胁时保持足够的抵抗力，延缓衰老进程。此外，它能够促进免疫细胞的增殖和分化，增加免疫细胞的数量和种类，进一步完善免疫系统。

（二）抗氧化作用

冬虫夏草含有多种具有抗氧化功能的化合物，能够与自由基发生反应，中和它们的活性，从而阻止自由基对细胞的破坏。这一过程就像是给细胞加上了"盾牌"，使得细胞在面对自由基的攻击时能够更加稳定。不仅如此，冬虫夏草还能够提升细胞内抗氧化酶的活性，这些酶是细胞自身的抗氧化防御系统的重要组成部分。通过增强抗氧化酶的活性，冬虫夏草帮助细胞更好地清除体内的自由基，维持细胞内环境的稳定。

（三）促进新陈代谢

冬虫夏草蕴含着丰富的氨基酸和多肽等成分，可以激活身体内的代谢过程。这些成分能够促进蛋白质的合成和分解，使得身体内的蛋白质成分得到有效的更新，维持人体组织细胞的正常功能。同时，它们还能够增加酶的活性。酶作为新陈代谢过程中必不可少的催化剂，能够促进各种生化反应，使新陈代谢的速度提高，物质转化更加迅速，营养物质更快地代谢成为身体所需成分，废物得以更加及时地排出。这样的过程不仅有助于维持身体的正常运转，更能够提升身体的活力，保持年轻状态。

四、何首乌

《本草元命苞》有记载："何首乌……久服延年不老。"《何首乌录》也认为何首乌能"长筋益精，长肤，延年"。宋代的《开宝本草》称制首乌有"黑须发，悦颜色，久服长筋骨，益精髓，延年不老"的功效。何首乌味苦、干、涩，性微温，归肝、心、肾经。临床应用有生首乌和制首乌之别。生首乌味甘、苦，性平，具有解毒消痈、截疟、润肠通便的功效，用于疮痈、瘰疬、风疹瘙痒、久疟体虚、肠燥便秘等症。制首乌味甘、涩，微温，具有补肝肾、益精血、乌须发、强筋骨之功效，主治血虚萎黄、眩晕耳鸣、须发早白、腰膝酸软、肢体麻木、崩漏带下、久疟体虚。

现代研究表明，何首乌的主要化学成分为二苯乙烯苷类化合物、蒽醌类化合物及聚合原花青素，具有明显的生理和药理活性，包括抗衰老、增强免疫力、降血脂及抗动脉粥样硬化、心肌保护、保肝、乌发防脱、神经保护、抗菌等作用；临床用于抗衰老、高脂血症、血管性痴呆、脱发、老年皮肤瘙痒、慢性支气管炎和支气管哮喘等；其毒性和不良反应主要表现为肝损害。何首乌的抗衰老作用主要通过抗氧化、增加抗氧化酶的活性、抑制单胺氧化酶（MAO-B）的活性、降低丙二醛（MDA）水平、保护神经、提高认知水平等途径实现，具体如下：

（一）抗氧化

有研究表明，何首乌中的二苯乙烯苷类成分具有较强的体外抗氧化能力和清除活性氧作用，能够显著提高动物的抗氧化能力，延长其生命周期。二苯乙烯苷可能通过改善神经细胞线粒体膜的流动性、提高神经突触的可塑性改善学习记忆和运动能力，通过抑制神经细胞的凋亡起到神经保护的作用。

（二）增加抗氧化酶的活性

研究表明，衰老动物体内积累了大量脂质过氧化产物，并伴随着超氧化物歧化酶（SOD）活性的降低。而何首乌能够增加SOD的活性，清除体内的自由基，减少氧化应激对细胞的损伤，从而延缓机体衰老。何首乌具有抑制MAO-B活性的功能，MAO-B的活性可以间接反映生物体的老化程度，随着年龄增长，其活性通常会提高，何首乌通过抑制MAO-B的活性，从而消除自由基对机体的损伤，延缓衰老和疾病的发生。此外，何首乌还可明显降低老年小鼠脑和肝组织MDA含量，增加脑内单胺类递质如5-羟色胺（5-HT）、去甲肾上腺素（NE）和多巴胺（DA）的含量，从而发挥抗衰老作用。

自由基学说认为，脂质过氧化物的生成和沉积可以引起一系列的衰老症状，因此脂质过氧化物的水平是评价衰老的主要指标之一。还有研究发现，何首乌提取物对皮肤脂质过氧化物的生成具有非常明显的抑制作用，说明何首乌具有延缓皮肤衰老的作用。此外，何首乌还能明显提高老年大鼠的外周淋巴细胞 DNA 损伤修复能力，通过抑制脑内 MAO-B 活性，影响生物体中枢神经递质的水平，从而调节中枢神经活动，延缓大脑的衰老。

（三）延长二倍体细胞的生长周期

何首乌还能延长二倍体细胞的生长周期，使细胞发育旺盛。王万根等探索发现，何首乌发挥抗衰老作用最佳的炮制时间为 3 h，此时的何首乌制品可以显著提高二倍体细胞生长的速度，提高细胞中 SOD 的活性，延缓二倍体细胞的老化。

五、人参

人参具有大补元气、补益脾肺、安神益智、生津止渴的功效，长期服用可以延年益寿，对人们防治衰老、提高生活质量有着重要的作用。人参作为多年生草本植物，其根、茎、叶、花及果实均显现出较强的药理活性。研究者从人参中提取了多种生物活性物质，发现其能发挥抗肿瘤、免疫调节、抗衰老等作用，人参多糖可通过提高抗氧化酶水平，发挥抗氧化作用。

（一）神经系统

神经系统是人体重要的功能调节系统，也是受衰老影响最大的系统之一，其典型表现是认知能力下降，继而产生多种老年性认知缺陷和障碍性疾病，最终发展成为认知障碍。现有研究表明，人参皂苷可以通过多种机制有效改善神经系统衰老，改善脑衰老动物的认知功能，保护神经元，减少脑组织衰老细胞数量。

（二）皮肤系统

皮肤衰老是生理衰老和环境因素共同作用的结果，其常见表现包括干燥、皱纹、弹性减低、无光泽、色素异常等，老化的皮肤会出现表皮增厚、真皮变薄等变化。人体皮肤在更新重建、抵抗外界刺激、清除化学物质、分泌汗液和皮脂等方面也会出现异常。人参中多种成分都具有抗皮肤光老化的作用，可以显著改善照射引起的皮肤红肿溃烂、干燥起皮、角质层增厚等现象。

（三）免疫系统与肿瘤

伴随着衰老，人体的免疫系统也会不断衰退，可以表现为吞噬功能和白细胞趋化性降低、免疫细胞及亚群数量改变，产生特异性抗体能力下降等，这些变化会增加感染、肿瘤和自身免疫性疾病的发生风险。人参中含有延缓免疫衰老的相关成分，可以改善中性粒细胞介导的非特异性和淋巴细胞介导的特异性防御功能。

（四）泌尿系统

随着年龄的增加，人体的泌尿系统从结构到功能均会发生一系列衰老与退化，使得人体对于水液的储备和代谢功能显著降低，并且导致泌尿系统对外界刺激和疾病感染的耐受性降低，从而直接或间接地导致多种泌尿系统疾病的发生和发展。肾脏是衰老的靶器官，其结构和功能会发生退行性改变，最显著的病理特征包括肾小球硬化、肾小管萎缩和肾小管间质纤维化。现代研究显示，人参皂苷可以改善衰老肾脏的结构和功能。

（五）生殖系统

生殖衰老是不可避免的生理过程，包括性激素的改变和生殖功能的减退，女性生殖衰老主要表现为卵巢功能减退、雌激素水平下降、绝经、生育能力下降等，男性生殖衰老主要表现为睾丸生精功能减退、精子质量下降、雄激素水平下降、生育能力减退等。服用人参皂苷可以提高老年男性和女性的血清睾酮水平，起到延缓性功能衰老的作用。

（六）循环系统

年龄是心血管疾病发生的危险因素，随着年龄增加，循环系统会发生一系列衰老改变，包括心肌纤维化、心肌肥厚、心脏舒张和收缩功能受损、动脉硬化等。人参中的相关成分可防止心肌缺血再灌注损伤。人参茎叶皂苷可减少心肌细胞间胶原纤维沉积，降低细胞内脂褐素数量，改善细胞核形态。

（七）消化系统

胃肠衰老可导致消化吸收功能不良，不能维持正常的营养和能量代谢规律，相应的代谢器官也因营养供应不足而产生紊乱，如脂肪肝、高脂血症、高胆固醇、高血糖等。人参皂苷 Rg_1、Rb_1 等成分对胃肠道衰老及肝脏脂肪变性有一定改善作用，还可改善进食量和活动明显减少、体质量增加缓慢等表现，降低胃、小肠的脏器指数，减轻胃肠道组织结构损伤。

（八）其他系统

　　骨质流失、骨小梁减少或变薄、骨代谢异常、骨形成障碍、骨脆性增加等是骨骼衰老的重要表现。人参皂苷 Rg_1、Rb_1 可以改善脊柱弯曲、行动迟缓、眼周炎症等衰老表现。人参总皂苷可以维持体钙平衡，改善骨质代谢和骨基质蛋白的合成，促进骨形成。服用人参皂苷可以提高老年男性和女性的促肾上腺皮质激素水平，通过加强垂体肾上腺皮质功能提高老年人应激能力并延缓衰老。

第五章
老年病的特点及中医诊疗

　　随着社会的进步、经济的发展以及医疗水平的提高，人类的平均寿命不断延长，老年人口占总人口的比例也逐年增加。近年来，人口老龄化所带来的一系列社会、经济、伦理等问题日益严重，老年人的特殊需求如医疗保健、情感交流、临终关怀等已不容忽视，给老年服务机构（如老年公寓、敬老院、老年病医院等）带来了不小的挑战。

一、老年病的临床特点

　　老年病是老年群体患病率较高的急慢性疾病，如西医学中的糖尿病、高血压、心脑血管疾病、恶性肿瘤等；除此之外，还包括与衰老相关的、只发生于老年人的特有性疾病，如西医学中的骨质疏松、退行性骨关节病、老年性痴呆、老年性聋、老年性白内障、尿失禁等。总体而言，老年病的特点即多发于老年人，且致病因素多与衰老相关。中医学在养老方面建树颇多，拥有譬如《养老奉亲书》《老老恒言》等多部老年养生专著。在中医学认识中，衰老与阴阳失调、先天不足、后天失养、痰瘀邪实等相关，临床上常见多病并存、虚实夹杂、起病隐匿、缠绵难愈等特点。

（一）多病并存

多病并存是老年病在临床上最常见的特点。老年人由于脏腑虚损，阴阳失调，气血衰亏，使机体失于濡养，正气不足，更容易发生疾病。老年人多脏病变最常见的为脾肾虚衰。肾之精气不足，脾之运化减退为老年病病机的重要组成部分，同时也是发病基础。此外，由于脏腑之间的相互联系、生克制化，单脏病变多由母病及子、子病及母、相乘相侮等途径传变，更何况老年人本身即有脏腑功能的衰退，故单脏的病变相较于年轻人来说更容易波及其他脏腑，造成多脏同病的表现，使得病情更加复杂多变。

临床观察发现，老年人仅患有一种疾病的人相当少见，多数老年患者常一人兼有多种甚至数十种疾病。临床上往往宿疾未愈，又添新病，或因新病引动宿疾，出现多脏同病。这种多病并存的状态常造成老年患者同一时期合并肝、心、脾、肺、肾等多个脏腑不同程度的病变损伤，各脏腑相互影响，一损俱损，使老年患者机体长期处于阴阳、气血失衡的状态。老年患者即使暂时表现为脏腑阴阳平衡，也是低于健康人群水平的、脆弱的一种平衡状态。

（二）虚实夹杂

虚实夹杂在临床老年患者中也十分常见。老年病多病并存的特点以及老年患者机体功能减退等因素，共同造成了老年患者临床证候的复杂性、多样性、隐匿性和不典型性，常常多证相兼、虚实夹杂，特别是那些全身性的合并病、并发病，常常与未愈的原发病纠缠在一起，虚虚实实，变化多端，形成复杂的病机，表现在证候上也自然是虚实夹杂、复杂多样的。从根本上讲，老年病多证相兼与虚实夹杂的病证特点与老年人的体质特点有关。老年人由于年龄增长，正气逐渐虚衰，卫外不足，更易受外邪侵袭，故临床上内伤常合并有外感，而外感又易引起原发病的发作，形成内伤外感互结的复杂证型。此外，老年人气化功能低下，易致病理产物积聚，在虚损的基础上常常兼夹痰饮、水湿、瘀血、食积等，形成虚实夹杂的复杂之象。例如，心主血脉，司血液运行，老年患者若心之气血不足，可致血行不畅，脏腑瘀滞；肝主疏泄，主藏血，肝之亏虚可致血无所藏，周身疏泄失调，形成各种瘀阻性表现；脾脏主运化而统血，脾虚则运化不及，变生痰湿、水饮、血瘀等；肺主宣降，肺气不足，宣降失司，而生气滞；肾脏藏精纳气、主水，肾之精血不足、封藏失职、开阖失调，则不能纳气主水，可见气壅于上、水液停滞等象；胃气不足，传化失司，可见宿食留滞；大肠气虚，传导无力，或血虚不能荣养，则表现为老年虚证便秘；膀胱亏虚则泄浊功能失调，呈现水液或精浊留滞等实象。老年患者五脏六腑的亏虚皆给水液、痰浊等邪实产物提供了病理基础，故在临床上表现为各种虚实错杂之象。

（三）起病隐匿

老年病的第三个重要特点是起病隐匿。由于老年人正气不足，正邪之争相对减弱，加之老年人机体各项功能较年轻人减退，导致其对病邪的反应迟钝，因此所反映出来的四诊结果不典型。起病较为隐匿，容易造成很多疾病的漏诊、误诊。且老年病多为慢性病，发展较为缓慢，常常在相当长的时间内无明显临床症状，因此也无法确定其具体的发病时间，往往有症状时也容易被忽视。因老年人本身器官功能就相对衰退，处在一种脆弱的平衡状态，所以当老年患者感到不适时，疾病往往已经发展到一定的阶段，甚至多器官都已处在功能衰竭边缘，原本勉力维持的器官功能瞬间恶化，脆弱的阴阳平衡稳定机制迅速崩溃，导致危象。这就是许多老年患者表面上看病情并不严重或仅呈现出慢性衰竭状态，却可在数小时内病情恶化达到极点，甚至抢救无效死亡的原因。另外老年人的痛阈往往不断提高，疼痛症状不明显，因此许多依靠疼痛诊断的疾病在老年患者中常常发现救治不及时，导致严重后果，如中医学的"真心痛"（即西医学中急性心肌梗死）。因许多老年真心痛患者常无痛感，仅表现为乏力、头晕、轻度胸闷等，所以常常被忽略，十分危险。老年患者罹患肿瘤时，可能至晚期时也无明显疼痛，仅表现为纳差、乏力、消瘦等，需有足够警惕。除此以外，老年人发生感冒、肺炎时也常常无发热表现，仅有乏力、咳嗽、食欲缺乏、轻微咳痰等，容易被忽视，若治疗不及时，感染进一步发展，又易引动宿疾，并发心衰等，造成难以挽回的后果。

因此，家有老年人时，必须密切仔细观察他们在举止言行和生活习惯等方面的各种细微变化，如淡漠、嗜睡、面色苍白、言语謇涩或不欲言语、进食饮水异常、活动迟钝等，对可疑之处要保持足够的警惕，不可一概将这些改变归咎于单纯的"年老"所致。同时也要定期带老年人进行常规的体检，做到及早发现、及时治疗，避免不必要的意外发生。

（四）缠绵难愈

老年病还有一个特点是缠绵难愈。衰老是老年人的生理特点，也是老年病的重要基础。几乎所有老年病都与衰老有着密切的关系，诸如老年性痴呆、原发性骨质疏松、前列腺增生、老年白内障等，这些疾病的发生发展与年龄增长引起的衰老性器官结构和功能退化密切相关。衰老是不可逆的，因此这些疾病也具有不可治愈性，只能着眼于预防。还有一部分老年病是由中青年时期所患的疾病迁延而来，此类疾病属慢性病类，病程较长，往往不易恢复，也难以治愈。如慢性阻塞性肺疾病、慢性支气管炎等，不仅病程漫长，伴随终身，还容易反复发作。

老年病缠绵难愈的特点也可以认为是老年病多病并存、虚实夹杂、起病隐匿多因素共同作用的结果。首先，老年人正气衰退，抗邪能力差，单脏腑病变极易发展成全身多脏腑病变，往往一脏病初愈、一脏病复起，使病程延长。其次，老年群体外感急症常常转变为顽固性慢性疾病，而病久伤正，正气更虚，又更易罹患其他的外感性疾病，久而久之，造成疾病的虚虚实实、内外错杂、缠绵难愈。除此以外，老年病的难愈性还与其起病隐匿、发展缓慢有关。老年患者对症状感知不明显，往往得不到及时有效的治疗，待发现时正气已虚，恢复困难。而老年患者由于正气衰退，病后难愈，致使七情失调，心理上的消极因素反过来使抗病能力进一步下降而加重病情，造成形神两伤，病久不愈。

二、老年病的病因病机

老年病是指老年期（≥60岁）的特发疾病和常见疾病，实际包括老年期和老年前期（45~59岁）的疾病，其发生与老年人的衰老体质有极其密切的关系。老年病主要包括三大类型：一是中青年可发病而老年人患病率增加的慢性疾病，如高血压、高脂血症、动脉硬化、糖尿病等；二是指老年人在器官老化基础上发生、与退行性病变相关的疾病，为老年人所特有，如老年性心脏瓣膜病、老年性痴呆、骨质疏松、白内障等疾病；三是衰老使机体功能减退而引起的急性疾病，如老年人肺炎等。老年病的病机特点表现在多脏受损、阴阳失调、易现假象、痰瘀互阻等方面。掌握以上病机特点，有助于我们认识老年病发病的本质，加深对老年病的了解。

（一）多脏受损

在临床上，老年病本就具有多种疾病共存、多个病变脏腑互相累及传变的特征，这是老年患者长期多脏腑功能衰退的结果。老年病多脏受损的特点与老年患者五脏不坚、抗病力弱、修复力差，以及病久伤正等因素相关。老年患者年龄愈大，往往患病后受损脏腑就愈多，受损程度也愈重。老年人多脏受损在临床上可分为渐损和骤损两种，渐损以脏腑之虚为病机特点，骤损以脏腑邪滞为病机特点。前者多见于老年慢性病症过程中，后者则多见于老年急性病症过程中。脏腑渐损以肾脏、脾脏的虚损为主，其次为肺脏的不足，虚损累及两脏者以脾肾两虚居首，虚损累及三脏者以肺脾肾为最多。导致老年患者多脏渐损的原因主要是久患慢性病损伤正气，加之老年人脏腑精气本就不足，病后则更易受损。脏腑暴损多见于老年急症，一般初起以邪实为主，后期则表现为正气亏虚、多脏衰竭。多脏衰竭是大多数老年病发展的最终结果，也是老年患者出现病亡的主要原因。

临床上，老年患者肾阴多亏，脾肺之气常衰，可表现为腰膝酸软、耳鸣、听力减退、脱发、二便失调、气短、流涎、多涕、皮肤干燥等多种病症。现代研究表明，衰老与下丘脑－垂体－肾上腺轴的调节紊乱有密切关系。左归丸作为滋补肾精的经典方药，可以下调杏仁核促肾上腺皮质激素释放激素多肽表达，进而调节老年大鼠下丘脑－垂体－肾上腺轴的功能，从侧面反应衰老的机体内存在着肾精不足之病机。另一方面，脾为后天之本，气血生化之源。《灵枢·五味》曰："五脏六腑皆禀气于胃。"《仁斋小儿方论·脾胃》中明确提出："人以胃气为本。"中医认为，脾胃为水谷精微化生之处，职司运化，主气机升降，为后天之本、气血生化之源。《丹溪心法》中云："是脾具坤静之德，而有乾健之运，故能使心肺之阳降，肾肝之阴升，而成天地交之泰，是为无病。"若脾胃纳运不佳，升降失调，影响消化、吸收和输布，则能量生成乏源，脏腑肌表得不到正常充养而功能失调，御邪能力下降而诸病丛生。由上可知，老年病多脏受损以累及肾、脾、肺三脏最为常见，故医疗诊治及生活调摄方面可以此为侧重着手，有望延缓疾病进程，或预防疾病发生。

（二）阴阳失调

老年病多虚证，尤其以阴阳并虚最为常见。临床上常见老年患者多阳虚中夹有阴虚，或阴虚中伴有气虚或阳虚的症状，而单纯的阴虚或阳虚都较为少见。这并不是指老年病本身既伤阴又损阳，而是说不论是老年热病伤阴还是寒病损阳，都难以完全割裂而论，反而皆以阴阳并损或并虚为病机变化特点。换句话说，老年病多是阴偏虚和阳偏虚的区别，只是虚损的主次不同而已。

前文已指出，老年患者即使短暂拥有脏腑阴阳平衡，也是低于健康人群水平的、脆弱的一种平衡状态。无论是生理状态还是病理状态下，年迈之人的气血津液较之年轻人都是有亏损的，这也是老年病极易发病的病理基础。老年患者本就元气不足，发病后的伤阴或损阳只能使阴或阳更虚。阴虚不能养弱阳，阳虚不能长弱阴，故而进一步出现阴阳并损的情况。从脏腑阴阳来分析，老年患者常存在肾阴亏虚，肾阴虚不能化气，使气亦虚。若内伤劳倦、饮食，导致脾气虚弱，运化无权，致使水谷精微生化不足，阴液之源枯竭，使阴更虚，两者皆能形成气阴两虚证，若气虚加重，变生寒象，则为阴阳两虚证。总而言之，老年病的发病即是老年患者脆弱的阴阳平衡状态被打破的一个过程。

（三）易现假象

老年患者元气不足，不但易引起脏腑功能的紊乱，而且还可导致经络之气不足以及功能失调，因此不能正确地将内在脏腑的病变如实反映于外在的组织器官，所以临床上容易出现假象，导致症状不典型。可表现为脉症不符、甚至相反，或者出现一系列症状而只有一两个症状是真象，是病证本质的真实反映，给临床辨证带来一定的难度和干扰。所以在辨证的过程中要注意由表及里、由此及彼、去粗求精、去伪存真，牢牢抓住几个或一两个能反映疾病本质的症状、体征进行仔细辨证，有时需要舍脉从症或舍症从脉，不能以症脉的多寡草率确定疾病的性质。

前文已述，老年病有着起病隐匿的特点，即使病情已十分严重，也常常缺乏典型的症状和体征，这给疾病的早期诊治带来了一定的困难，与老年人正气不足、抗邪能力差、邪正相争不明显有关。如老年患者出现感染性疾病时，往往无明显发热或仅以低热表现为主，很难在早期引起重视。再如老年真心痛患者，很多常以乏力、头晕或突然晕厥、面色苍白而起病，患者常无痛感，如有丝毫疏忽，往往会误诊和延误病情。某些老年病甚至出现与典型症状关系不大或相反的表现，如消渴病常出现"三多"症状，而老年消渴病却多表现为食欲减退、厌食，或因消瘦乏力、头晕而就诊，经检查才发现是老年消渴病。

（四）痰瘀互阻

老年阶段，气血量随着脏腑功能的衰退而逐渐减少。由于老年人气血运行及津液化生输布障碍，故每每易出现气血失和、血阻成瘀、痰浊内生之证。这些病理产物形成之后，又能直接或间接作用于人体某一脏腑组织，从而继发多种病证，故其又是致病因素之一，共同造成老年病复杂多变的病机。

痰和饮都是水液代谢障碍所形成的病理产物。一般较稠浊者称之为痰，较清稀者称之为饮。痰饮为病，无处不在，既可阻滞经脉，影响气血运行和经络的生理功能，又可停滞于脏腑，影响脏腑的功能和气机的升降。临床上，老年人常见眩晕、气急、咳喘、肢体麻木、嗜睡等症状，多为痰邪所致。《医贯·痰论》认为："肾虚不能制水，则水不归源。如水逆行，洪水泛滥而为痰。"《医宗必读·痰饮》云："脾土虚湿，清者难升，浊者难降，留中滞隔，瘀而生痰。"老年痰证多有病情复杂、病程长、病变广泛等特点。中医早有"怪病多由痰作祟"的说法，因此痰证致病多为疑难杂症或急危重症，正如"痰之为物，随气升降,到处流行,内而脏腑,外而皮肉筋骨,周身上下,无处不到",因此痰浊是老年病发病过程中不可忽视的病理因素。

瘀血是指体内血液运行不畅、血液停滞,包括离经之血积存体内或血运不畅、阻滞于经脉及脏腑内。瘀血也是一种在疾病过程中形成的病理产物,同时又是某些继发性疾病的新致病因素。瘀血形成之后,不仅失去了正常血液的濡养作用,而且反过来又会影响全身或局部血液的运行,产生疼痛、出血或经脉壅塞不通,内脏发生癥积,以及产生"瘀血不去、新血不生"等不良后果。上述言虚者,老年人多脾肾亏虚,而肾虚日久也多导致瘀血的产生。如《医林改错》谓"元气既虚,必不能达于血管,血管无气,必停留而瘀",说明了肾－元气－血瘀三者之间的关系,肾虚血瘀致病学说便是历代医家在充分强调老年肾虚为本,血瘀为标的基础上提出并发展的。肾之阴阳在调控气血过程中具有重要作用,老年人肾气不充,阴阳虚损,必致血瘀,从而引起气血失调。

病理情况下,痰阻碍血,致瘀血内停,反过来,血瘀则水渗脉外,又可聚水聚湿而成痰饮,因此痰瘀既同源,又互为因果,是老年疾病发展过程中同时存在的病理产物,也是老年疾病继发新病变的致病因素。现代医学研究表明,血瘀证、痰证均有血液流变高、聚、黏的特征,痰瘀患者在微循环、血液生化指标、自由基损伤等方面存在相同或相似的病理改变,这为痰瘀同治提供了一定的实验依据。

第二节　常见老年病的中医诊治经验

　　老年病是指随着年龄增加，发病率明显升高，与衰老密切相关的疾病总称，属于非传染性慢性病的范畴。有研究表明，我国老年人平均每人患有 6 种以上慢性疾病，平均服药量高达 9.1 种。多病并存，多药同服，导致药物副作用叠加，同时药物互相作用、不良反应发生的可能性也增加，更容易并发新的疾病。西医在老年病治疗的长期管理上存在一定的局限性。从中医角度来说，随着年龄的增长，老年人机体阴阳渐虚，脏腑渐衰，易虚易瘀，虚实夹杂。老年病的病机主要以脾肾肺为主的五脏虚损为本，气血痰瘀为标，具有多病并存、虚实夹杂、起病隐匿、易生变数、缠绵难愈等特点。

一、老年病的中医治则

　　老年人所患疾病往往虚实夹杂，而本虚标实多见，故在临床诊疗、选方用药上，当在补益肝肾、益气养血、滋阴温阳补益的同时，予行气、化痰、祛瘀、清热等以治标，注意攻补兼施、标本同治。应当注意的是，老年时期，残阴暮阳，在顾护阳气的同时，也应滋养阴精，善用阴中求阳，阳中求阴；同时，老年患者易生之痰瘀多为因虚致瘀，故在化痰、祛瘀等治疗时应中病即止，切忌太过。老年病的中医治疗原则可大致概括如下。

（一）调和阴阳，补益脾肾

随着年龄的增长，机体阴阳渐虚，气血阴阳失调，整体功能发生衰退。"阴平阳秘，精神乃治，阴阳离决，精气乃绝"，阴阳为变化之根本，阴阳失调故易生他病。临床治疗上应谨察阴阳所偏盛偏衰，尽力调和阴阳的平衡，以平为期。衰老的过程即脏腑功能失司的过程，老年人尤以肾精、脾胃虚衰居多，肾为先天，脾胃为后天。肾精不足，无以荣养脏腑；脾胃虚弱，气血化生乏源，同样会使脏腑失养、易感外邪而生疾病。因此，在治疗上常多加以补益肝肾之品，如熟地黄、杜仲、牛膝等，或以六味地黄丸加减补益肾中阴精，葛根以升发脾中清气，濡养脏腑百骸。调理脾胃也十分重要，是"养老人之大要"，但在调补脾胃时需注意呆补易滞，而当补中寓通、补中寓消，方可使脾胃气机保持正常的升降运化。

（二）攻补兼施，标本同治

老年患者发病具有虚实夹杂、易虚易瘀的特点。老年人本身气血虚弱，无力推动，从而内生痰浊瘀阻，又可进一步加速病情发展，故本虚标实为其常见病机特点。此时一味祛邪恐伤正，一味扶正又恐留邪，故临床治疗当攻补兼施、标本同治，不可因年老体虚而一味进补，使邪滞于内，而要同时兼予行气、活血、化痰之法，在用药上也需注意不可过于峻猛，而要以中病即止为上，避免损伤正气。

（三）和调气血，调节情志

《千金翼方》有云："人年五十以上……心无聊赖，健忘瞋怒，情性变异"，指出老年患者精神情志的变化在一定程度上也左右着疾病的发生与发展。情志失调易造成脏腑精气功能紊乱，气血阴阳失调，是疾病发生发展的重要诱因。五脏所应五志——怒、喜、悲、思、恐。心为五脏六腑之大主也，心阳化赤而生血，血脉和利，精神乃居。心气血不足，肝气阴敛凝血液失司，心神失养而生疾病。如临床上老年群体常见睡眠障碍，可在辨证基础上加用茯神、远志、酸枣仁等安神宁心。肝主疏泄，畅达气机，调和气血，调节情志。肝主谋虑，胆主决断，两者互为表里，相成互济，谋虑定而后决断出。老年人常因肝阴不足而肝阳偏盛，肝气有余而易产生情志抑郁的表现，同时因心胆气虚、肝胆气衰而多见精神意识及思想意识控制力低下，善惊易恐、决断力不足，易出现性情不定的表现。针对此方面可予柴胡疏肝散、逍遥散等加减以舒达气机，调和气血。

二、具体疾病诊治经验

（一）失眠

失眠在中医属"不寐""目不瞑""不得眠""不得卧"等范畴，是一种十分常见的老年疾病，以经常不能获得正常睡眠为特征，临床上表现为难以入睡，睡后易醒或醒后难以入睡，甚至彻夜难眠，严重影响老年人的日常生活及身心健康，造成焦虑、抑郁等不良情绪，甚或可加重或诱发高血压、脑卒中、心肌梗死等心血管疾病。

造成失眠的原因有很多，主要包含精神因素、躯体因素、环境因素及化学因素。精神因素即为情绪引起的失眠，如焦虑、抑郁、愤怒等，但这种原因引起的失眠多为短暂性失眠，情绪调节至正常后即可得到改善，如情绪难以自控，可适当辅助药物；躯体因素为如甲状腺功能亢进、关节炎、哮喘等疾病或躯体不适造成的失眠；因强光、噪声、温度等造成的失眠为环境因素引起的失眠；化学因素引起的失眠多指由患者同时服用的其他药物引起的失眠。西医大致认为，失眠的原因是多巴胺、5- 羟色胺、神经肽、乙酰胆碱、γ - 氨基丁酸等中枢神经递质因子和褪黑素、前列腺素 D_2 等激素调节因子以及白细胞介素 -1、白细胞介素 -6、肿瘤坏死因子等细胞因子异常引起。

目前，失眠常用的西医治疗药物主要为苯二氮䓬类和非苯二氮䓬类，还包括褪黑素受体激动剂、抗抑郁药物及抗精神病药物等。《中国成人失眠诊断与治疗指南（2017 年版）》中对失眠药物治疗的建议是：首选非苯二氮䓬类药物迅速起效治疗入睡困难等症状，这类药物有唑吡坦等；如果首选药物无效，可用短、中效苯二氮䓬类药物改善入睡困难和维持睡眠状态，这类药物有三唑仑、替马西泮、劳拉西泮、艾司唑仑等，其临床疗效较好，但可能存在不同程度的不良反应、成瘾性及截断症状等风险。西药治疗失眠虽临床应用较广，但不良反应较大，老年患者合并基础疾病多，往往不可长期服用。对于不良生活习惯或情绪引起的失眠，可以施以心理干预治疗，心理学上的认知行为治疗，在长期疗效方面效果突出，且无明显不良反应，但由于认知疗法在早期治疗时的疗效缓慢及宣传不普及，导致其在临床应用上常受到限制。中医药治疗失眠则是通过调整人体脏腑气血阴阳的功能平衡来实现的，往往能明显改善睡眠状况，且不引起药物依赖及医源性疾病，因而颇受欢迎。适当的运动、舒适安静的环境、健康的作息可以改善睡眠障碍，规律的呼吸及肌肉放松可以加快入睡的速度。同时还可以使用耳穴压豆、穴位贴敷、头部刮痧等中医疗法帮助改善失眠情况。

【病因病机】

中医认为造成"不寐"的主要原因有两种，一是其他病证影响，如咳嗽、呕吐、腹满等，使人不得安卧；二是气血阴阳失和，使人不能入寐。人体阴阳有其正常的自然规律，卫气白天行于阳，保证人体的振奋，夜间则行于阴，使人处于镇静状态，可以进入睡眠。而各种原因扰乱心神，导致心神不宁，同样也会引起失眠。失眠的病位主要在心，但也与肝、胆、脾、肾等密切相关。失眠的病因病机包括饮食不节、思虑过度以及年迈体虚等多种因素，导致心神不安，阳不入阴，心不守舍。心主神明，神安则寐，神不安则不寐。水谷精微上奉于心，则心得所养；肾精上承于心，心气下交于肾，阴阳协调，则神志安宁。不寐的病理变化，总属阳盛阴衰，阴阳失交，其病理性质有虚实之分。肝郁化火，或痰热内扰，多属实证；心脾两虚，气血不足，或心胆气虚，或心肾不交，水火不济，心神失养，多属虚证，但久病可表现为虚实兼夹。

【临床症状】

失眠的临床症状以睡眠时间不足或睡眠深度不足，不能消除疲劳及恢复所需的体力与精力为主。其中睡眠时间不足者可表现为入睡困难，夜寐易醒，醒后难以再睡，严重者甚至彻夜不寐。睡眠深度不足者常表现为夜间时醒时寐，寐则不酣，或夜寐梦多。由于睡眠时间及深度的不足，致使疲劳不能消除，表现为日间头晕、头痛、神疲乏力、心悸、健忘，甚至心神不宁等。由于个体差异，不同人对睡眠时间和质量的要求亦不相同，故临床判断失眠不仅要根据睡眠的时间和质量，更重要的是以能否消除疲劳、恢复体力与精力为依据。

【辨证论治】

1. 肝郁化火证

主要表现为性情急躁不寐，口渴喜饮、目赤口苦、大便秘结、小便黄赤，舌红，苔黄腻，脉弦数。主要原因是怒气伤肝，肝气失调，气郁化火，扰乱心神。治当疏肝泻热安神，方选龙胆泻肝汤加减。药用龙胆、栀子、黄芩、木通、泽泻、车前子、柴胡、甘草、当归、生地黄等。

2. 痰热内扰证

主要表现为不寐，痰多胸闷，嗳气吞酸，心烦口苦，头重如裹，舌红，苔黄腻，脉滑数。主要原因是平时饮食不节制，损伤到脾胃，导致水液失调，积湿生痰，痰久生热，痰热扰乱心神。治当化痰清热，和中养神，方选黄连温胆汤加减。药用黄连、竹茹、枳实、半夏、陈皮、甘草、生姜、茯苓等。

3. 胃气不和证

主要表现为不寐，胃脘部不适，腹胀腹痛，嗳气反酸，舌淡红，苔白腻，脉弦滑。主要原因是饮食失调，阻碍胃气，气机升降失调。治当消食化积，方选枳实导滞丸加减。药用枳实、大黄、黄连、黄芩、白术、茯苓、泽泻、六神曲等。

4. 阴虚火旺证

主要表现为心烦心悸，头晕耳鸣，腰膝酸软，五心烦热，潮热盗汗，口干少津，舌红，苔少，脉细数。主要原因是年老体弱，肾阴不足，心火上炎，虚热内扰。治当滋阴降火，养心安神，方选朱砂安神丸或黄连阿胶汤加减。药用朱砂、黄连、炙甘草、生地黄、当归、阿胶、黄芩、芍药、鸡子黄等。

5. 心脾两虚证

主要表现为多梦易醒，心悸健忘，头晕目眩，肢倦乏力，纳差，面色少华，舌淡，苔薄，脉细弱。主要原因是心脾受损，气虚不足，血不养心。治当健脾养心，方选归脾汤加减。药用白术、茯神、黄芪、龙眼肉、酸枣仁、人参、木香、甘草、当归、远志等。

6. 心胆气虚证

主要表现为不寐多梦，易惊醒，胆怯心悸，气短乏力，小便清长，舌淡，苔淡，脉弦细。主要原因是心胆气不足，导致心悸易惊。治当镇静安神定志，方选安神定志丸加减。药用人参、茯苓、茯神、石菖蒲、远志、龙齿等。

7. 肝血不足、虚热内扰证

主要表现为心悸烦躁，头目眩晕，咽干口燥，舌红，苔白，脉弦细。主要原因是肝血不足，心失所养，心血亏虚，化热扰乱心神。治当养血安神，清热除烦，方选酸枣仁汤加减。药用酸枣仁、甘草、知母、茯苓、川芎等。

8. 瘀血痹阻证

主要表现为失眠烦躁，夜间多梦易醒，舌紫暗，舌下静脉曲张，脉涩。治当活血化瘀，方选血府逐瘀汤加减。药用桃仁、红花、当归、生地黄、牛膝、川芎、桔梗、赤芍、枳壳、甘草、柴胡等。

【治疗验案】

曾某，男，61岁，2021年2月就诊。

主诉：入睡困难6个月。患者近6个月来夜寐时凌晨易醒，醒后难以入睡，时有胸闷，偶有气喘，活动加重。刻下患者仍觉有入睡困难，时有气喘，活动明显，近期曾有带状疱疹，现已愈，余觉右颈部略麻，平素偶有咳嗽，伴有少量痰，难以咳出，左耳耳鸣时作 10 年余，平时怕冷，食纳可，二便调。舌淡红，苔黄厚腻，脉弦细。患者以"入睡困难"为主诉，属于中医"不寐"范畴，兼见"胸闷气喘、咳嗽有痰"。中医诊断：不寐（痰热内扰）；西医诊断：睡眠障碍。治拟清热化痰，健脾安神。方选安神定志丸加减，组成：远志 10 g，姜半夏 10 g，枳壳 10 g，酸枣仁 20 g，姜竹茹 10 g，丹参 10 g，茯苓 15 g，石菖蒲 10 g，合欢皮 15 g，茯神 15 g，珍珠母 30 g，首乌藤 15 g，陈皮 10 g，阿胶（烊化）6 g，党参 10 g，当归 10 g，炒白术 10 g，桑白皮 10 g，苍术 10 g。7 剂，水煎服，每日 1 剂，早晚分服。

按语：患者为中老年男性，以不能入睡为主要表现，伴随胸闷气喘咳嗽，再结合患者的舌苔脉象，辨证属痰热内扰心神，兼见怕冷，为痰热阻碍气血运行无以濡养四肢导致四肢冷，因此治疗以清热化痰健脾为主，辅以安神养阴。方中陈皮、枳壳理气化痰，党参、白术、茯苓健脾化痰，苍术燥湿化痰，竹茹清热化痰，菖蒲、远志交通心肾，开窍化痰，共破中焦痰热积聚，当归、丹参、阿胶养血活血育阴；合欢皮解郁安神，酸枣仁、首乌藤、茯神养心安神，珍珠母平肝魂安神，共助心神安眠。

（二）便秘

便秘指大便排出量少，排便时间延长，排便次数减少，或粪质干结甚如球状，需药物或手法辅助排便，有的还伴有排便不尽感、肛门下坠感、直肠堵塞感、食少、腹胀等。便秘既是一个独立的病证，也是一个在多种急慢性疾病过程中经常出现的症状，病程超过 6 个月则为慢性便秘。便秘容易诱发肛肠病变如痔疮、直肠炎等，导滞胃肠功能紊乱，出现食欲缺乏等，有诱发心血管疾病的风险。中医药对本病证有着丰富的治疗经验和良好的疗效。西医学中的功能性便秘，即属本病范畴。

导致便秘的原因有许多，生活习惯改变、不良饮食习惯、社会心理因素、身体水分损失、盆底肌松弛、肠道蠕动乏力、肛门疾病等，通过纠正病因，可治疗大部分便秘。在老年患者群体当中，最常见的是由于肌肉无力引起的便秘，此类型在西医方面多通过泻药、促肠动力药物、促分泌剂、手术等治疗，但均有一定的不良反应，非长久之法。

便秘患者除药物治疗外，还可通过调整饮食结构，多饮水，多食用粗纤维蔬菜、水果、粗粮，适当摄入肉类，调整生活方式，增加运动来缓解症状。也可选择如番泻叶等泡水饮用促进排便，但不建议长期使用。同时可以采取以下方法：①腹部按摩，以肚脐为中心，顺时针环揉腹部，每日 3~4 次，每次按摩 200~300 圈，可调畅气机，健脾助运；②艾灸，适合气虚便秘者，可选取足三里、三阴交、上巨虚、气海、关元、神阙等穴位；③耳穴压豆，主穴可取大肠、三焦、脾、腹、皮质下，配穴可取肺、乙状结肠，虚秘者配脾胃、肾等穴。

【病因病机】

中医认为便秘的病位在大肠，与肺、脾、胃、肝、肾等脏腑密切相关。其病因是多方面的，主要有外感寒热之邪、内伤饮食情志、病后体虚、阴阳气血不足等。脾虚传送无力，糟粕内停，致大肠传导功能失常，而成便秘；胃与肠相连，胃热炽盛，下传大肠，熵灼津液，大肠热盛，燥屎内结，可成便秘；肺与大肠相表里，肺之燥热下移大肠，则大肠传导功能失常，而成便秘；肝主疏泄气机，若肝气郁滞，则气滞不行，腑气不能畅通；肾主五液而司二便，若肾阴不足，则肠道失润，若肾阳不足则大肠失于温煦而传送无力，大便不通，均可导致便秘。便秘的病机不外乎虚实两个方面，且常常虚实相兼为病，或互相转化，如肠胃积热与气机郁滞可以并见，阴寒积滞与阳气虚衰可以相兼；气机郁滞日久化热，可导致热结；热结日久，耗伤阴津，又可转化成阴虚等。冷秘、热秘、气秘属实，阴阳气血不足所致的虚秘则属虚。虚实之间可以转化，可由虚转实，可因虚致实，而虚实并见。归纳起来，形成便秘的基本病机是邪滞大肠，腑气闭塞不通或肠失温润，推动无力，导致大肠传导功能失常。

【临床症状】

便秘的主要临床表现为大便排出困难，排便时间或排便间隔时间延长，粪质干硬，大便次数减少，常三五日、七八日，甚至更长时间解一次大便，每次解大便常需半小时或更长时间，常伴腹胀腹痛、头晕头涨、嗳气食少、心烦失眠等症；由于排便努挣，还常伴见肛裂、出血，日久还可引起痔疮；或粪质并不干硬，也有便意，但排便无力，排出不畅，常需努挣，伴见汗出、气短乏力、心悸头晕等症状。由于燥屎内结，可在左下腹扪及质地较硬的条索状包块，排便后消失。本病起病缓慢，多属慢性病变过程，老年患者，尤其是老年女性多见。

【辨证论治】

1.热秘

主要表现为大便干结难解，小便短赤，面红身热，或兼有腹胀腹痛，口干口臭，舌红，苔黄或黄燥，脉滑数。主要原因是饮食等引起肠道积热，耗伤津液。治当清热润肠，方选麻子仁丸加减。药用麻子仁、芍药、枳实、大黄、厚朴、杏仁等。

2. 气秘

主要表现为大便秘结，嗳气频作，胸胁痞满，纳食减少，舌淡红，苔薄腻，脉弦。主要原因是情绪所致肝气郁结，气机不畅，糟粕不能下传。治当顺气行滞，方选六磨汤加减。药用槟榔、沉香、木香、乌药、大黄、枳壳等。

3. 气虚秘

主要表现为虽有便意，但排便乏力，大便不干，平素短气乏力，面色㿠白，神疲乏力，舌淡嫩，苔薄，脉虚。主要原因是肺脾功能受损，肺脾气虚，大肠传导无力。治当益气润肠，方选黄芪汤加减。药用黄芪、陈皮、白蜜、火麻仁等。

4. 血虚秘

主要表现为大便秘结，面色无华，头晕目眩，心悸，舌淡，脉细涩。主要原因是血虚津少，不能下润大肠。治当养血润燥，方选润肠丸加减。药用火麻仁、桃仁、大黄、当归、羌活等。

5. 阳虚秘

主要表现为大便艰涩，排出困难，小便清长，四肢不温，喜热怕冷，腹中冷痛，舌淡苔白，脉沉迟。主要原因是阳气虚衰，寒自内生，肠道传送无力。治当温阳通便，方选济川煎加减。药用当归、牛膝、肉苁蓉、泽泻、升麻、枳壳等。

6.阴虚秘

主要表现为大便干结，口干咽燥，五心烦热，潮热盗汗，腰膝酸软，舌红，苔薄白，脉细数。主要原因是阴液不足，肠道失润，导致肠道糟粕干结难排。治当养阴清热导滞，方选增液汤加减。药用玄参、生地黄、麦冬、北沙参、百合、桔梗等。

【治疗验案】

张某，男，79岁，2020年2月就诊。

主诉：大便难解10年余。患者10余年来时有大便难解，4~5日一行，便干质硬，需用开塞露、乳果糖等辅助通便，饮水多，无腹胀，夜尿频，食纳可，夜寐差。舌红，苔腻，脉滑。2019年行MRI示直肠壁局部增厚，肠镜大致正常。既往"痛风、脂肪肝"病史。患者以"大便干结、排便困难"为主诉，属于中医"便秘"范畴，患者兼见饮水多。中医诊断：便秘，热秘兼阴虚；西医诊断：便秘、痛风、脂肪肝。治当泻热导积，养阴生津。方选麻仁丸合增液汤加减，组成：半夏10 g，陈皮10 g，全瓜蒌10 g，炒枳实10 g，厚朴10 g，生地黄10 g，玄参10 g，麦冬10 g，生白术30 g，火麻仁10 g，石菖蒲15 g，远志15 g，茯神15 g，荷叶10 g。14剂，水煎服，每日1剂，早晚分服。

按语：本例患者以阴虚及热秘为主，以麻仁丸合增液汤加减。方中玄参、麦冬、生地黄养阴增液清热，增水以行舟；枳实、厚朴行气散结、消痞除满，泄糟粕填塞之气壅；火麻仁、全瓜蒌润肠通便；生白术健脾助中焦运化；半夏、陈皮理气化痰，祛中焦之痰湿，以助脾胃恢复健运；石菖蒲、远志、茯神则安定心神，缓解患者长期便秘之心神不安，失眠烦躁；荷叶降脂，亦可升发脾胃阳气，助脾胃运化。

（三）眩晕

眩晕是以头晕、眼花为主要临床表现的一类病证。眩指眼花，晕指头晕，两者常同时并见，故统称为"眩晕"。眩晕轻者一般闭目可止，重者则如坐车船，旋转不定，不能站立，或伴有恶心、呕吐、汗出、面色苍白等症状。眩晕是老年患者临床常见病证，包括现代医学中的高血压、耳源性眩晕、颈椎病、位置性眩晕等疾病，一般可反复发作，妨碍正常工作及生活，严重者可发展为中风、厥证或脱证而危及生命。临床上用中医中药防治眩晕，对控制眩晕的发生、发展具有较好疗效。

【病因病机】

眩晕病因多样，外感风邪侵扰人体上部、情绪因素、饮食不节、过度劳累、疲倦、年迈体衰、久病失血、头颅外伤等，均可导致邪气上扰头目或脑髓失养，发为眩晕。其病位在脑，但与心、肝、脾、肾密切相关，其中又以肝为主。其发病可分虚实两种，实者多由外感风邪、情志不调、饮食不节、跌仆坠损所致，一般呈急骤发作；虚者多由老年气衰、久病或失血、不寐所致，多为缓慢发生，但也可呈阵发性加剧。眩晕一般以气血不足、肝肾阴虚为本，风、火、痰、瘀为标。临床见证往往标本兼见，虚实交错。眩晕总体疾病趋势是病初以风、火、痰、瘀实证为主，早期一般标实证候多，如肝阳上亢、痰浊中阻、瘀血内阻、外感风邪等。病久则伤肝及脾及肾，最终可致肝脾肾俱虚、气血不足，病机复杂，病情较重，且常易发生变证、坏证。

【临床症状】

眩晕的证候特点以头晕与目眩为主。可突然起病，也有逐渐加重者；可时发时止，发则目眩，甚则眼前发黑，外界景物旋转颠倒不定，或自觉头身动摇，如坐车船，站立不稳，眩晕欲仆或晕眩倒地。其发作间歇期长短不一，可为数月发作一次，亦有一月数次者。眩晕若兼头涨而痛、心烦易怒、肢麻震颤者，应警惕中风。

【辨证论治】

1. 风邪上扰证

（1）风寒表证：症见眩晕，伴头痛、恶寒发热、鼻塞流涕等，舌苔薄白，脉浮。治以疏风散寒，辛温解表。方选川芎茶调散加减，药用荆芥、防风、薄荷、羌活、北细辛、白芷、川芎、生甘草等。

（2）风热表证：症见眩晕，伴咽喉红痛，口干口渴，苔薄黄，脉浮数。治以疏风清热，辛凉解表。方选银翘散加减，药用金银花、连翘、豆豉、牛蒡子、荆芥、薄荷、竹叶、钩藤、桔梗、甘草等。

（3）风燥表证：症见眩晕，兼见咽干口燥，干咳少痰，苔薄少津，脉浮细。治当轻宣解表，凉润燥热。方选桑杏汤加减，药用桑叶、豆豉、杏仁、贝母、栀子、麦冬、沙参、玄参等。

（4）风湿表证：症见眩晕，伴肢体困倦，头重如裹，胸脘闷满，苔薄腻，脉濡。治以疏风散湿。方选羌活胜湿汤加减，药用羌活、独活、川芎、藁本、防风、蔓荆子、车前子、炙甘草等。

2. 肝阳上亢证

症见眩晕耳鸣，头涨头痛，每因烦劳或恼怒而头晕、头痛加剧，面色潮红，急躁易怒，少寐多梦，口干口苦，舌质红，苔黄，脉弦。治当平肝潜阳，清火息风。方选天麻钩藤饮加减，药用天麻、钩藤、石决明、川牛膝、益母草、黄芩、栀子、杜仲、桑寄生、首乌藤、茯神等。

3. 痰浊中阻证

症见头眩不爽，头重如蒙，胸闷恶心而时吐痰涎，食少多寐，舌胖苔浊腻或白腻厚而润，脉滑或弦滑，或濡缓。治当燥湿祛痰，健脾和胃。方选半夏白术天麻汤加减，药用制半夏、白术、天麻、茯苓、橘红、生姜、大枣等。

4. 瘀血阻窍证

症见眩晕时作，反复不愈，头痛，唇甲紫暗，舌边及舌背有瘀点、瘀斑，伴有善忘、夜寐不安、心悸、精神不振及肌肤甲错等，脉弦涩或细涩。治当祛瘀生新，活血通络。方选血府逐瘀汤加减，药用当归、川芎、桃仁、红花、赤芍、水蛭、川牛膝、柴胡、桔梗、枳壳、生地黄、甘草等。

5. 气血亏虚证

症见头晕目眩，劳累则甚，气短声低，神疲懒言，面色㿠白，唇甲不华，发色不泽，心悸少寐，饮食减少，舌淡胖嫩，且边有齿印，苔少或薄白，脉细弱。治当补益气血，健运脾胃。方选十全大补汤加减，药用人参、黄芪、当归、炒白术、茯苓、川芎、熟地黄、生白芍、肉桂、牛膝、枸杞子、炙甘草等。

6. 肾精不足证

症见头晕而空，精神萎靡，少寐多梦，健忘耳鸣，腰酸遗精，齿摇发脱。偏于阴虚者，颧红咽干，烦热形瘦，舌嫩红，苔少或光剥，脉细数；偏于阳虚者，四肢不温，形寒肢冷，舌质淡，脉沉细无力。治当益肾养精，充养脑髓。方选左归丸加减，药用熟地黄、山药、山萸肉、菟丝子、枸杞子、川牛膝、鹿角胶、龟甲胶等。

【治疗验案】

患者刘某，女，76 岁，2020 年 11 月就诊。

主诉：反复头晕头痛 5 个月余。患者 5 个月前无明显诱因出现头晕头痛，曾于外院行头颅 CT 示"未见明显异常"。刻下患者仍有头晕头痛，胃脘部时有胀痛不适，伴有反酸嗳气，偶有恶心干呕，颈肩部肌肉僵硬酸痛，就诊时测血压为 156/78 mmHg，舌质红，苔薄白，脉细数，纳食可，夜寐欠安，二便调。既往"反流性胃炎"病史数年。中医诊断：眩晕病，肝阳上亢证；西医诊断：原发性高血压、反流性胃炎。治拟平肝潜阳，清火息风。组方：天麻 10 g，钩藤 10 g，煅珍珠母 30 g，茯苓 30 g，茯神 30 g，沉香曲 5 g，佛手 10 g，陈皮 10 g，姜半夏 10 g，炒枳壳 10 g，姜竹茹 6 g，煅瓦楞子 15 g，炒海螵蛸 15 g，桂枝 10 g，煅龙骨 15 g，煅牡蛎 15 g，炙甘草 5 g。14 剂，口服，每日 2 次。

按语：本例患者老年女性，以头晕、头痛为主症，既往有"反流性胃炎"病史，结合头颅 CT 未见明显异常及就诊时血压，西医诊断"原发性高血压、反流性胃炎"可以明确。患者平素情志不调，郁而化火，火极生风，风阳上扰，发为本病。结合患者舌苔、脉象，辨证为"肝阳上亢证"。故治疗以平肝潜阳、清火息风为主，方选天麻钩藤饮加减。方中天麻、钩藤为平肝风、治疗眩晕之主药，是为君，煅珍珠母安神定惊，茯苓、茯神养心安神，共为臣佐药，患者胃脘部胀痛，平素情志不调，用佛手以疏肝解郁，枳壳消痞除满，行气化滞，陈皮、沉香曲疏调肝脾之气，姜半夏、姜竹茹降逆止呕，再用煅瓦楞子、炒海螵蛸、煅龙骨、煅牡蛎制酸止痛。

（四）心悸

心悸即突然出现心慌不适，自觉心跳加快的感觉，症状轻者可迅速自行缓解，症状较重者可能持续时间很长，难以自行缓解。心悸是心系常见病证，在老年患者中极为多见，除可由心脏本身的病变引起外，也可由他脏病变波及于心而致。心悸多因惊恐、劳累而发，时作时止，不发时如常人。心悸中病情较轻者为惊悸；若病情较重，终日悸动，稍劳尤甚，全身情况差，则为怔忡。怔忡多伴惊悸，惊悸日久不愈者则可转变为怔忡。中医学的心悸范围较广，包括西医学中的肺源性心脏病、冠心病、各种心动过速及非器质性心脏病引起的心悸。

【病因病机】

心悸的病位主要在心，其发病与脾、肾、肺、肝四脏功能失调相关。如脾不生血，心血不足，心神失养则心动悸。若脾失健运，痰湿内生，扰动心神，心神不安而发为心悸。若肾阴不足，不能上制心火，或肾阳亏虚，心阳失于温煦，均可发为心悸。肺气亏虚，不能助心以主治节，心脉运行不畅则心悸不安。肝气郁滞，气滞血瘀，或气郁化火，致使心脉不畅，心神受扰，都可引发心悸。

导致心悸的原因主要包括虚和实两个方面。虚即不足，人体包含气、血、津液等物质，这些物质保证人体的正常运行。如果先天不足，气血津液匮乏，导致心脏失去营养供给，就会引起心悸。另外，运动是需要消耗物质的，如果平时运动量过大，消耗太多，动摇了物质基础，同样会导致心悸。或者情志过极，加之平素心气不足，心神被扰，也会导致心悸的产生。实的方面，一是痰热为多，现代人饮食结构失衡，多喜食大鱼大肉，这种饮食很容易导致体内产生痰湿，即平常所说的体内有"湿气"。湿多产生热，痰热扰动于心，有如夏季天气热时感觉躁动不安。心脏受热也会躁动不安，出现心悸。二是感受外邪，如感受风、寒、湿、热或者瘟疫等邪气，由血脉内侵于心，耗伤心之气血阴阳，亦可引起心悸。

【临床症状】

心悸的主要症状是发作性心慌不安，心跳剧烈，不能自主，可一日数次发作，或数日一次发作。常兼见胸闷气短，神疲乏力，头晕喘促，甚至不能平卧，以致出现晕厥。心悸若失治、误治，可以变生其他严重病症，可兼见水肿尿少，形寒肢冷，坐卧不安，动则气喘不得卧，咳吐粉色泡沫痰，面色苍白，口唇发绀等。

【辨证论治】

1. 心虚胆怯证

主要表现为心跳较快，容易受到惊吓，坐卧不安，总感觉心中有事情，睡眠时间较短，多梦，且容易半夜醒来，食欲缺乏，苔薄白，脉细略数或细弦。治当镇惊定志、养心安神，方选安神定志丸加减。药用人参、茯苓、茯神、石菖蒲、远志、龙齿等。

2. 心脾两虚证

主要表现为心跳较快，呼吸较急促，头晕，视物旋转，睡眠不佳，多梦，记忆力较前减退，气色较差，无精打采，食欲缺乏，腹胀腹泻，舌淡红，脉细弱。治当补血养心、益气安神，方选归脾汤加减。药用白术、茯神、黄芪、龙眼肉、酸枣仁、人参、木香、甘草、当归、远志等。

3. 阴虚火旺证

主要表现为心跳较快，易受惊，烦躁不适，入睡困难，手足燥热不适，口干，需要经常饮水，夜间睡眠容易出汗，耳鸣，腰酸不适，头晕等，舌红少津，苔薄黄或少苔，脉细数。治当滋阴清火、养心安神，方选黄连阿胶汤加减。药用黄连、阿胶、黄芩、芍药、鸡子黄等。

4. 心阳不振证

主要表现为感觉心跳加快，胸闷，呼吸较困难，活动时症状加重，面色苍白，平素容易怕冷，四肢发凉，舌淡苔白，脉虚弱，或沉细无力。治当温补心阳、安神定悸，方选桂枝甘草龙骨牡蛎汤加减。药用桂枝、炙甘草、煅龙骨、煅牡蛎等。

5. 水饮凌心证

主要表现为感觉心跳加快，胸闷，腹部不适，口干不欲饮水，双腿、双足水肿，平素怕冷，四肢容易发凉，有时感觉头晕不适，恶心呕吐，流涎，小便较少，舌淡苔滑或沉细而滑。治当振奋心阳、化气利水，方选苓桂术甘汤加减。药用桂枝、白术、茯苓、炙甘草等。

6. 心血瘀阻证

主要表现为心跳较快，胸部发闷，有时候感觉胸部有刺痛感，痛如针刺，嘴唇、指甲颜色青紫，舌质紫暗或有瘀斑，脉涩或结或代。治当活血化瘀、理气通络，方选桃仁红花煎加减。药用红花、当归、桃仁、香附、延胡索、赤芍、川芎、乳香、丹参、青皮、生地黄等。

7. 痰火扰心证

主要表现为感觉心跳有时候突然加快，几分钟后可自行恢复，尤其在受到惊吓时容易发作，发作时感觉胸部发闷，心情较为烦躁，晚上难以入睡，或者梦多，平素口干，常有口苦，大便较为干燥，小便较少，颜色较深，舌红，苔黄腻，脉弦滑。治当清热化痰、宁心安神，方选黄连温胆汤加减。药用黄连、竹茹、枳实、半夏、陈皮、甘草、生姜、茯苓等。

【治疗验案】

张某，女，86岁，2021年5月就诊。

主诉：心慌气喘反复发作1年余。患者1年前无明显诱因出现胸闷气喘，活动后加重，治疗后症状稍有好转（具体不详），患者诉近来胸闷气喘时作，夜间尚能平卧，时有心慌，活动后加重，双下肢仍乏力，足趾麻木，口干口苦，纳食尚可，大便干，2~3日一行，夜尿3~4次，夜寐尚可。近14天内，患者无发热恶寒，无干咳咽痛，无鼻塞流涕，否认国内外疫情流行病学接触史。舌质红，舌苔少，脉细弦。既往"冠心病"病史多年。中医诊断：心悸病，痰瘀滞络证；西医诊断：心悸。组方：桂枝12g，生白术20g，麸炒枳实6g，炙黄芪30g，党参10g，三七3g，肉桂3g，陈皮6g，薤白10g，盐杜仲10g，桔梗6g，柏子仁10g，葶苈子10g，醋五味子6g，蜜桑白皮10g，炒瓜蒌皮10g，麦冬10g，南沙参10g，全当归10g。14剂，水煎服，每日1剂，早晚分服。

按语：心与脾胃之间互相影响，脾喜燥恶湿，胃喜润恶燥，二者燥湿相得，且脾为生痰之源，脾胃功能失调、中焦胃虚，必能导致水湿痰饮停聚，使中不制下，水饮内停，上凌于心，导致心悸不宁；脾胃居于中焦，为气机升降枢纽，脾之清阳能升，胃之浊气能降，是保持全身上下气机和畅的重要因素。痰饮阻于中焦，久则气血运化受阻，瘀血亦可内生，阻于经络，气血不能供养于心，故可导致心悸的发生，结合患者舌质红，舌苔少，脉细弦，辨病属心悸，证属痰瘀滞络。本案本虚标实，治病必求于本，补其不足。治以通瘀化痰，气血并补，然重在补气，意即气为血之帅，气旺则血生，血足则心有所养，芪、参、术之甘温，所以补脾，当归、柏子仁补心，心者，脾之母。当归滋阴养血，陈皮行气而舒脾，既行血中之滞，又能助芪、参、术补气。桂枝、肉桂为辛甘之品，温通经脉、通阳化气，复心阳之气，助气血的运行，薤白、枳实、瓜蒌皮宽胸化痰，杜仲温肾助阳以化痰，葶苈子、五味子、桑白皮化痰平喘，桔梗宣肺平喘，白术重在健脾化痰，三七、当归重在祛瘀通络，又体现治痰、治瘀，麦冬、南沙参、当归滋阴通便。

（五）口疮

口疮，即反复发作的口腔溃疡，是一种具有周期性、复发性、自限性特点的，常发生于口腔黏膜组织或舌边缘的溃疡性损伤病症，好发于黏膜缺乏角质层或角化较差部位，多见于唇内侧、舌头、舌腹、颊黏膜、前庭沟、软腭等。西医学认为口腔溃疡的发生与患者自身的免疫因素、遗传因素、系统性疾病因素（消化道疾病）、感染因素、环境因素等相关；或因情绪紧张、不良刺激、局部创伤、维生素缺乏等原因诱发或加重。口腔溃疡虽具有自限性，但常反复发作，老年患者常迁延不愈，严重者甚至因疼痛影响进食。

【病因病机】

口疮的病位在口舌。心在窍为舌，舌为心之苗，脾开窍于口，其华在唇。故口疮的发病多责之于心脾，与肝、肾相关。本病的发生与内、外两方面因素有关，外因多以热邪为主，内因多为情志内伤、饮食不节、房事劳倦所致。病理因素多责之于"火"，可细分为"实火"和"虚火"两种。实火多由过食辛辣味厚之品，导致心脾积热或复感风热之邪，使邪热内传脏腑，热困中焦，郁而化火，火邪上炎，循经上攻于口而发；虚火多因素体虚弱或久病劳作过度，致肾阴不足，虚火上炎而发；或因思虑过度，内伤心阴致心火亢盛，循经上扰，口舌受灼而溃烂，形成口疮。根据不同病机，口疮在临床上可分为心脾积热、阴虚火旺、脾肾阳虚、瘀热互结、脾胃虚弱、血亏阴虚等多种类型，尤以前三种分型最为多见。

【临床症状】

口疮临床多表现为口腔黏膜局部的浅表性溃疡，溃疡表面常覆盖黄白色假膜，周围充血肿胀，发作时灼痛明显，严重者还会影响饮食甚至说话，影响日常生活；可并发口臭、慢性咽炎、便秘、发热等全身症状。

【辨证论治】

1. 心脾积热证

临床表现为口舌多处糜烂生疮，溃疡面较大，色红赤，溃烂点密集，灼热疼痛，严重者成片溃烂，表面有黄白分泌物渗出。或伴有面赤，食少纳差，食后作胀，口干口臭，渴喜冷饮，牙龈肿痛，大便干结或溏，小便短黄等全身症状。舌质红且苔黄白腻，脉滑数。治当清心泻脾，方选清胃散合导赤散加减。药用当归、黄连、生地黄、牡丹皮、升麻、木通、生甘草梢、竹叶等。

2. 阴虚火旺证

临床表现为口疮反复发作，溃疡面较小，基底淡红，表面有灰白色分泌物渗出。疮面边缘肿胀不显，有烧灼感。或兼有口舌干燥，咽痛，五心烦热，目眩耳鸣，失眠多梦，心浮气躁等全身症状。舌红少苔，脉细数。治当滋阴降火，方选知柏地黄丸加减。药用知母、熟地黄、黄柏、山茱萸、山药、牡丹皮、茯苓、泽泻等。

3.脾肾阳虚证

临床表现为口舌反复生疮，疮面发白，溃疡周围不红，量少难愈，或伴有手足发冷，口干，喜热，时伴腰背酸痛，小便清长，溏便。舌质淡红，舌苔白，脉无力。治当温补脾肾，引火归原，方选附子理中汤加减。药用炮附子、人参、干姜、白术、炙甘草等。

4.瘀热互结证

临床表现为患处固定疼痛，周边暗红，色暗紫有瘀斑瘀点，面色黝黑，口唇青紫，脉细涩。治当清热止痛，活血散瘀，方选犀角地黄汤合桃红四物汤加减。药用犀角(水牛角代替)、生地黄、芍药、牡丹皮、桃仁、红花、当归、川芎等。

【治疗验案】

验案一：卢某，男，74岁，2021年3月就诊。

主诉：反复口腔溃疡5年余，加重1周。患者反复口腔溃疡5年余，发作频率为每个月1~2次。发时溃疡面色红灼痛，影响饮食，伴牙龈肿痛，口干口苦，多喜冷饮。患者平素眼眵较多，饮食尚可，小便短赤，无明显涩痛，大便尚调，夜寐欠安。舌质淡紫，舌边尖红，苔白，脉细数。中医诊断：口糜，心肝火旺证；西医诊断：反复性口腔溃疡。

组方：白残花20g，忍冬藤10g，金银花10g，蜜桑白皮10g，牡丹皮10g，玄参10g，酒黄芩10g，炙甘草6g，赤芍10g，炒白芍10g，夏枯草10g，炒酸枣仁10g。7剂，水煎服，每日1剂，早晚分服。复诊，服药后患者口腔溃疡较前好转，原方加生地黄10g。7剂，水煎服，每日 1 剂，早晚分服。

按语：白残花味微苦、涩，性凉，入肝、胃经，理气而不燥，止血活血而不伤阴，善治口疮；忍冬藤、金银花甘寒，归肺、胃经，可清热解毒，疏散风热；桑白皮甘寒，归肺经，黄芩苦寒，入胃经，可清暑热，化湿浊，用于口疮，黄芩善清上焦湿热，两者共奏清肺之效；牡丹皮辛苦微寒，归心经；赤芍苦微寒，归肝经，清热凉血，赤白芍配伍养血，柔肝止痛，"白补赤泻，白收赤散"，养血活血凉血，防血热互结；玄参甘苦咸寒，清热凉血，又可滋阴，防苦寒伤阴；夏枯草清肝火，泻心火；酸枣仁安神；炙甘草调和诸药。复诊时患者口腔溃疡较前好转，加予生地黄，凉血而不伤阴。

验案二：侯某，女，65 岁，2019 年 8 月就诊。

主诉：胃脘疼痛反复发作 6 年余。患者既往"慢性萎缩性胃炎"病史，诉近期胃脘疼痛不适，有烧灼感，口干，口腔黏膜侧壁有一口腔溃疡，色红，灼热疼痛，近半年来易生口腔溃疡，易生疖肿，平时胸腹部出汗较多，咽喉时有不利，晨起有痰，色黄，易咳出，食纳可，二便调，夜寐可。舌淡红，苔薄黄腻，脉弦。中医诊断：口糜，心脾积热证；西医诊断：反复性口腔溃疡。组方：当归 10 g，白残花 10 g，黄芩 10 g，桑白皮 10 g，炒白术 10 g，茯苓 15 g，川贝母 3 g，陈皮 6 g，炒稻芽 10 g，炒麦芽 10 g，僵蚕 10 g，赤芍 10 g，牡丹皮 10 g，红花 6 g，三七 6 g，麦冬 10 g，白芥子 10 g，紫苏子 10 g，南沙参 10 g，胆南星 6 g。14 剂，水煎服，每日 1 剂，早晚分服。复诊，14 剂后，患者诉胃脘疼痛缓解，晨起咳痰明显减少，咽喉不适减轻，口腔溃疡痊愈。

按语：患者胃脘疼痛反复发作，既往有胃炎病史，近半年来易生口腔溃疡，灼热疼痛，影响进食，中医诊为"口疮"，往往为心火旺盛、胃热上蒸所致。然本案患者舌脉热象不明显，而有痰郁化热之象。组方以白术、茯苓、黄芪健脾益气；黄芩燥湿清热，白残花和胃化湿清热，且为口疮经验药，川贝母化痰湿利咽喉，胆南星清热化痰，桑白皮利湿泻肺，陈皮理气健脾，共清化中上焦痰热，助脾胃运化；牡丹皮、红花、赤芍、三七、僵蚕、当归活血通络，凉血清热；芥子豁痰利气，紫苏子利咽止咳，南沙参、麦冬滋阴护胃，炒稻芽、炒麦芽消导助运。全方从中焦痰热入手，重在清化痰热，通调脾胃气机，辅以活血养阴之品，兼顾慢性病史，方下患者症状好转。

（六）畏寒

畏寒是老年患者在临床上较常见的一组症状，表现为自觉怕冷、形寒肢冷、面色苍白、倦怠喜卧喜暖、口不渴、舌淡苔白等。严重者甚至呕吐清水、下利清谷、筋脉拘挛、局部冷痛等。畏寒虽不是一个独立的疾病，但多种老年疾病皆会兼见这样一组症状，在老年病的治疗中不容忽视。

【病因病机】

畏寒的主要病因病机为素体阳虚，寒从内生，阳气不足，体表肌肤失于温煦，由此产生的一系列阳气虚衰症状，又称为"虚寒"。

【临床症状】

由于气血不足，内伤阳气，卫阳不固，肢体肌肤失于温煦，故畏寒多表现为手足发凉、怕冷、面色白、倦怠喜卧、寒战等一系列阳虚而寒的症状，取暖后症状可缓解。西医学认为畏寒症是自主神经功能紊乱，引起血管神经功能失调所致，局部毛细血管痉挛，血行受阻，导致某一部位冷感。其发病机制还可能与遗传相关。

【辨证论治】

1. 心阳虚证

主要表现为畏寒肢冷，面色晦暗，精神不振，心悸气短，心胸憋闷或疼痛，舌质紫暗而胖嫩，脉细弱或结代。治当温阳通脉，代表方药为桂枝加附子汤加减，药用桂枝、芍药、甘草、生姜、大枣、附子等。若心胸憋闷、疼痛明显可加红花、丹参、葛根等活血；心阳不足甚者兼有下肢水肿，可用真武汤加减。药用茯苓、芍药、生姜、附子、白术等。

2. 脾阳虚证

主要临床表现为畏寒肢冷，面白，精神不振，纳减腹胀，口淡不渴，腹部冷痛，喜温喜按等，大便溏薄甚至完谷不化，舌淡苔白，脉沉细。治当温运脾阳，方选理中汤加减，药用人参、麸炒白术、干姜、炙甘草等。畏寒肢冷甚者可加附子，脘腹冷痛者加肉桂、吴茱萸。

3. 肾阳虚证

主要临床表现为畏寒肢冷，面色苍白或黧黑，精神萎靡，腰膝酸冷，小便清长频数，耳鸣目眩等，舌淡，尺脉沉细弱。治当温补肾阳，代表方药为右归丸加减，药用肉桂、附子、鹿角胶、盐杜仲、菟丝子、酒茱萸、熟地黄、枸杞子、当归、山药等。腰膝酸冷甚者可加桑寄生、川续断等。

【治疗验案】

王某，男，78岁，2019年11月就诊。

主诉：自觉手足、双膝、后腰部畏寒 10 余年。患者自觉畏寒，手足、双膝、后腰部发冷，天冷尤甚，加衣物或近热源可有缓解，纳食一般，脘腹部喜温喜按，近 1 个月时有泄泻，质稀，不成形，夜尿次数频多，每晚 3~4 次，夜寐差，需安眠药辅助睡眠。中医诊断：畏寒，脾肾阳虚证；西医诊断：虚衰。治当温阳益气，补肾健脾。方选六味地黄丸加减，组方：熟地黄 10 g，酒萸肉 10 g，淮山药 10 g，蜜远志 10 g，茯苓 15 g，茯神 15 g，酸枣仁 15 g，五味子 10 g，黄芪 10 g，当归 10 g，白术 10 g，补骨脂 10 g，益智仁 10 g，麦冬 6 g，炙甘草 5 g。14 剂，水煎服，每日 1 剂，早晚分服。

按语：本例患者兼有脾阳虚和肾阳虚之象，治当温阳益气、补肾健脾。方中熟地黄填精益髓，滋补肾精，山萸肉补益脾肾，山药补益脾阴，亦能固肾，茯苓健脾渗湿，补脾助运，茯神、酸枣仁、远志安神宁心；五味子、补骨脂为四神汤加减，补肾壮阳，温脾止泻，益智仁温补脾肾以止泻；黄芪、白术补气健脾助运，燥湿止泻，当归补血滋阴，麦冬养阴，与五味子、甘草组成生脉饮，有阴中求阳之意。

（七）咳嗽

咳嗽是老年呼吸系统疾病的常见症状，一般由气管、支气管黏膜或胸膜受炎症以及异物、物理或化学性刺激而引起，是一种保护性生理反射，有利于清除呼吸道分泌物和有害因子。但频繁剧烈的咳嗽可对老年患者的正常生活和社会活动造成严重的影响。

咳嗽通常按发病持续时间分为三类：急性咳嗽、亚急性咳嗽和慢性咳嗽。急性咳嗽为发病时间 <3 周，介于 3~8 周者定义为亚急性咳嗽，慢性咳嗽为发病时间 >8 周。临床上通常将以咳嗽为唯一症状或主要症状、时间超过 8 周、胸部 X 线片检查无明显异常者称为不明原因慢性咳嗽。老年患者多以慢性咳嗽为主。咳嗽的主要原因有吸入异物、感染、食物刺激、气候改变、精神因素、剧烈运动及药物等，老年慢性咳嗽的常见原因有支气管哮喘（咳嗽变异性哮喘）、鼻后滴漏综合征（鼻炎 / 鼻窦炎）和胃食管反流性咳嗽以及嗜酸性粒细胞性支气管炎等。

【病因病机】

中医历代将有声无痰称为咳，有痰无声称为嗽，有痰有声谓之咳嗽。临床上多为痰声并见，很难截然分开，故以咳嗽并称。中医认为咳嗽是因病邪犯肺、肺失宣肃、肺气上逆引起的以咳嗽为主症的一组病症，为肺系疾病的常见病症，主要病因与外感六淫邪气、脏腑功能失调有关。引起咳嗽的常见病因为风邪，即风寒导致的感冒咳嗽。"风为百邪之长"，风邪侵袭人体腠理，导致腠理疏松，此时其余邪气乘虚而入，混杂而至，影响肺之宣降，故发为咳嗽。咳嗽的基本病机普遍认为是由各种原因引起的肺失宣肃、肺气上逆。咳嗽的病位主要在肺，但与脾、肾、肝、心、大肠多脏腑均密切相关，正所谓"五脏六腑皆令人咳，非独肺也"。

咳嗽可分外感和内伤，外感咳嗽多为外感六淫之邪所引起，内伤咳嗽多为饮食、情志等内伤因素致脏腑功能失调，内生病邪而发。外感咳嗽病变性质属实，为外邪犯肺、肺气壅遏不畅所致，其病理因素为风、寒、暑、湿、燥、火，以风寒为多，病变过程中可发生风寒化热，风热化燥，或肺热蒸液成痰等病理转化。内伤咳嗽为邪实与正虚并见，其病理因素主要为痰与火。外感咳嗽与内伤咳嗽可相互影响为病。外感咳嗽如迁延失治，邪伤肺气，更易反复感邪，转为内伤咳嗽；肺脏有病，卫外不固，易受外邪引发或加重，而兼有外感咳嗽。两者互为因果。

【临床症状】

咳嗽临床上以肺气上逆，冲击气道，发出咳声或伴咳痰为主要表现特点。由于内感外伤、寒热虚实的不同，咳嗽也可有不同的细节区分：有干性咳嗽、湿性咳嗽；有咳声洪亮有力，有咳声低怯，有咳声重浊、有咳声嘶哑；有咳痰色白、色黄、色灰甚至铁锈色、粉红色等；有痰质稀薄、痰质黏稠等。可据此判断咳嗽性质，分而论治。

【辨证论治】

1. 外感咳嗽

（1）风寒袭肺证：风寒袭肺证为风寒内袭、肺气不得宣通所致，主要表现为咳嗽，咳声重浊，气急，喉痒，咳痰稀薄色白，常伴鼻塞、流清涕、头痛、肢体酸楚、恶寒发热、无汗等表证，舌苔薄白，脉浮或浮紧。治当疏风散寒、宣肺止咳，方选三拗汤合止嗽散加减。药用麻黄、杏仁、甘草、桔梗、荆芥、紫菀、百部、白前、陈皮等。倘若风寒外束，肺热内郁，治疗可用麻杏石甘汤以辛凉清宣；药用麻黄、杏仁、石膏、甘草等；若素有寒饮伏肺，则用小青龙汤温寒化饮。药用麻黄、芍药、细辛、干姜、甘草、桂枝、五味子、半夏等。

（2）风热犯肺证：风热犯肺证为风热犯表、卫表不和、肺热伤津所致。主要表现为咳嗽咳痰不爽，痰黄或稠黏，喉燥咽痛，常伴恶风身热、头痛肢楚、鼻流黄涕、口渴等表热证，舌苔薄黄，脉浮数或浮滑。针对病机，治当疏风清热、宣肺止咳，方选桑菊饮加减。药用桑叶、菊花、杏仁、连翘、薄荷、桔梗、甘草、芦根等。

（3）风燥伤肺证：风燥伤肺证的关键是津液耗伤、肺失清肃，主要表现为喉痒干咳，无痰或痰少而黏连成丝，咳痰不爽，或痰中带有血丝，咽喉干痛，唇鼻干燥，口干，常伴鼻塞、头痛、微寒、身热等表证，舌质红干而少津，苔薄白或薄黄，脉浮。治当疏风清肺、润燥止渴，方选桑杏汤加减。药用桑叶、杏仁、沙参、象贝母、梨皮、栀子、淡豆豉等。

（4）风盛挛急证：风盛挛急证被认为是风邪侵及肺络，致肺气失宣、气道挛急所致，主要表现为干咳无痰或少痰，咽痒，痒即咳嗽，或呛咳阵作，气急，反复发作，舌苔薄白，脉弦。治当疏风宣肺、解痉止咳，方选苏黄止咳汤加减。药用炙麻黄、蝉蜕、紫苏叶、紫苏子、前胡、五味子、牛蒡子、枇杷叶、地龙等。

2.内伤咳嗽

（1）痰湿蕴肺证：痰湿蕴肺证的发病基础在肺脾二脏。脾湿或脾虚皆可生痰，痰浊上扰于肺，肺失宣降，则发为咳嗽。主要表现为咳嗽反复发作，尤以晨起咳甚，咳声重浊，痰多，痰黏腻或稠厚成块，色白或带灰色，胸闷气憋，痰出则咳缓、憋闷减轻，常伴体倦、脘痞、腹胀、大便时溏，舌苔白腻，脉濡滑。治当燥湿化痰、理气止咳，方选二陈汤合三子养亲汤加减。药用半夏、橘红、茯苓、炙甘草、紫苏子、白芥子、莱菔子等。

（2）痰热郁肺证：痰热郁肺证乃邪热久郁、热伤肺络所致，主要表现为咳嗽气息急促，或喉中有痰声，痰多稠黏或为黄痰，咳吐不爽，或痰有热腥味，或咳吐血痰，胸胁胀满，或咳引胸痛，面赤，或有身热，口干欲饮，舌苔薄黄腻，舌质红，脉滑数。治当清热肃肺、化痰止咳，方选清金化痰汤加减。药用黄芩、栀子、知母、桑白皮、桔梗、贝母、瓜蒌仁、橘红、茯苓、麦冬、甘草等。

（3）肝火犯肺证：肝火犯肺证的发病关键是肝郁化火、上逆侮肺，主要表现为上气咳逆阵作，咳时面赤，常感痰滞咽喉，咳之难出，量少质黏，或痰如絮状，咳引胸胁胀痛，咽干口苦，症状可随情绪波动而增减，舌红或舌边尖红，舌苔薄黄少津，脉弦数。治当清肝泻火、化痰止咳，方选黛蛤散合黄芩泻白散加减。药用桑白皮、地骨皮、黄芩、甘草、青黛、海蛤壳等。

（4）肺阴亏耗证：肺阴亏耗证由肺阴亏虚、虚火内灼所致，主要表现为干咳，咳声短促，痰少黏白，或痰中带血丝，或声音逐渐嘶哑，口干咽燥，常伴有午后潮热，手足心热，夜寐盗汗，口干，舌质红少苔，或舌上少津，脉细数。治当滋阴润燥、化痰止咳，方选沙参麦冬汤。药用沙参、麦冬、天花粉、玉竹、桑叶、白扁豆、生甘草等。

（5）胃气上逆证：胃气上逆证的关键是肺胃失和、胃气上逆、累及气道，临床上除咳嗽表现外，还伴见恶心、呃逆、呕吐、胀气、嗳气等，可对应西医的胃食管反流性咳嗽。治当降浊和胃，方用旋覆代赭汤合半夏泻心汤。药用旋覆花、半夏、甘草、人参、代赭石、生姜、大枣、黄芩、干姜、黄连等。

【治疗验案】

葛某，女，50岁，2021年2月就诊。

主诉：咳嗽4个月余。患者4个月前因体检发现左肺结节，伴咳嗽频作，于外院行手术治疗，术后咳嗽较前好转。近日患者自觉精神不振，仍时有咳嗽，无咳痰，伴有易怒，发怒时自感颈部发胀，饮食尚可，大小便正常。舌质淡红，舌苔薄白，脉细。患者以"咳嗽"为主诉，属于中医"咳嗽病"范畴，兼见乏力易怒。中医诊断：咳嗽，肺气亏虚；西医诊断：肺结节术后。治当补气养阴，补肺止咳。方选玉屏风散合沙参麦冬汤加减，组成：生黄芪 30 g，炒白术 10 g，防风 10 g，党参 10 g，陈皮 6 g，枳壳 10 g，甘松 10 g，山柰 10 g，茯苓 15 g，茯神 15 g，北沙参 10 g，麦冬 10 g，六月雪 10 g，羌活 6 g，全当归 10 g，合欢皮 10 g。28 剂，水煎服，每日 1 剂，早晚分服。

按语：方中黄芪甘温，大补脾肺之气；白术、党参补气益气健脾，培土生金，协黄芪以益气固表实卫；全当归补血活血，防风、羌活以祛风邪；陈皮、枳壳、甘松、山柰、茯苓共奏理气健脾之效；沙参、麦冬同用，滋养肺胃之阴，生津以润燥，患者情志不畅、精神不振，肝气不疏，配六月雪、合欢皮、茯神，起疏肝解郁、畅通情志、宁心安神之作用。诸药合用，起补气理气、养阴解郁之效。对于咳嗽来说最重要的是明确病因，以治疗病因为主。老年慢性咳嗽以正虚为本，故应当在祛除病因的基础上增强体质，注意宣降调和、肺脾同调、用药轻柔，也可在用药的同时配合膏方、三伏贴、针灸推拿等治疗手段改善咳嗽。

（八）喘病

喘病在古代文献中也称"鼻息""肩息""上气""逆气""喘促"等，是由于久患肺部疾病或他脏病变引起的肺气上逆、肃降无权，以气短喘促，呼吸困难，甚则张口抬肩，不能平卧等为主要症状，严重者可由喘致脱出现喘脱之危重证候。喘病包含的范围也很广，包括西医学中的慢性阻塞性肺疾病、肺源性心脏病、心力衰竭、心功能不全等多种疾病。

【病因病机】

喘病的病因很复杂，外邪侵袭、饮食不当、情志失调、劳欲久病等均可成为喘病的病因。多种病因引起肺失宣降、肺气上逆或气无所主、肾失摄纳，便可发为喘病。喘病的病位主要在肺和肾，与肝、脾、心有关。因肺为气之主，司呼吸，外合皮毛，内为五脏之华盖，若外邪袭肺，或他脏病气上犯，皆可使肺气壅塞，肺失宣降，呼吸不利而致喘促，或使肺气虚衰，气失所主而喘促。肾为气之根，与肺同司气之出纳，故肾元不固，摄纳失常则气不归原，阴阳不相接续，亦可气逆于肺而为喘。若脾虚痰浊饮邪上扰，或肝气逆乘亦能致喘，则为肝脾之病影响于肺。心气喘满，则发生于喘脱之时。

治喘病时当注意虚、实及外感、内伤之别。实喘以喘呼气粗、胸满气胀，甚至喘息鼻张为主要特点；虚喘以呼吸气短、难以接续为主要特点。感邪而发多属实证，可见风寒闭肺、痰热壅肺、痰浊阻肺、肝气犯肺、水凌心肺；虚喘则常有肺、肾虚证，主要病变部位在肺和肾。

【临床症状】

喘病的最主要症状是不同程度的呼吸困难。喘之轻者仅见呼吸急迫，呼气吸气深长，一般尚能平卧。重者可见鼻翼扇动，张口抬肩，摇身撷肚，面唇发绀。若病情危重，喘促持续，见肢冷汗出，体温、血压骤降，面唇青紫等，则为喘脱危候。

【辨证论治】

1.实喘

（1）风寒闭肺证：主要表现为喘息，呼吸气促，胸部胀闷，伴见咳嗽，痰多稀薄色白，头痛，鼻塞，喷嚏，流清涕，无汗，恶寒，或伴发热，口不渴，舌苔薄白而滑，脉浮紧。治以宣肺散寒、止咳平喘，方选麻黄汤加减。药用麻黄、桂枝、杏仁、甘草等。

（2）痰热壅肺证：主要表现为喘咳气涌，胸闷烦热，痰多黏稠色黄，或痰中带血，面红咽干，渴喜冷饮，尿赤便秘，舌质红，苔黄或黄腻，脉滑数。治当清热化痰、肃肺平喘，方选桑白皮汤加减。药用桑白皮、半夏、紫苏子、杏仁、贝母、山栀子、黄芩、黄连、甘草等。

（3）痰浊阻肺证：主要表现为喘息胸闷，咳嗽痰多，黏腻色白，咳吐不利，或脘闷、呕恶、纳呆。舌质淡，苔厚腻色白，脉滑。治当燥湿化痰、降逆平喘，方用二陈汤合三子养亲汤加减。药用半夏、陈皮、茯苓、甘草、紫苏子、白芥子、莱菔子等。

（4）肝气犯肺证：主要表现为每遇情志刺激而诱发，突然呼吸短促，胸闷发憋，咽中如窒，但喉中痰声不著，平素多忧思抑郁，或失眠、心悸，或不思饮食，大便不爽，或心烦易怒，面红目赤。舌质淡或红，薄白或薄黄，脉象弦或弦而数。治当疏肝解郁、降气平喘，方选五磨饮子加减。药用木香、沉香、槟榔、枳实和乌药等。

（5）水饮凌肺证：主要表现为喘咳气逆，倚息难以平卧，伴咳痰稀白，心悸，面目肢体水肿，小便量少，怯寒肢冷，或面色晦暗，唇甲青紫。舌淡胖或胖暗或有瘀斑、瘀点，舌下青筋显露，苔白滑，脉沉细或带涩。治当温阳利水、泻肺平喘，方选真武汤合葶苈大枣泻肺汤加减。药用茯苓、芍药、生姜、附子、白术、葶苈、大枣等。

2. 虚喘

（1）肺气虚证：主要表现为喘促短气，气怯声低，咳声低弱，咳痰稀薄，自汗畏风，或呛咳少痰质黏，烦热口干，咽喉不利。舌质淡红或舌红苔剥，脉细数。治当补肺益气养阴，方选补肺汤合玉屏风散加减。药用人参、黄芪、熟地黄、五味子、紫菀、桑白皮、防风、黄芪、白术等。

（2）肾气虚证：主要表现为喘促日久，动则喘甚，呼多吸少，气不得续，面青唇紫，汗出肢冷。舌淡苔白，脉微细或沉弱。治当补肾纳气，方选金匮肾气丸合参蛤散加减。药用熟地黄、山药、山茱萸、茯苓、牡丹皮、泽泻、桂枝、制附子、人参、蛤蚧等。

3.喘脱

主要表现为喘逆甚剧，张口抬肩，鼻翼扇动，端坐不能平卧，稍动则喘剧欲绝，或有痰鸣，咳吐泡沫痰，心慌动悸，烦躁不安，面青唇紫，汗出如珠，肢冷，脉浮大无根，或见歇止，或模糊不清。治当扶阳固脱、镇摄肾气，方选参附汤合黑锡丹加减。药用人参、附子、黑锡、硫黄、川楝子、胡芦巴、木香、附子、肉豆蔻、补骨脂、沉香、小茴香、阳起石和肉桂等。

【治疗验案】

唐某，男，80岁，2018年12月就诊。

主诉：胸闷气喘10余年。患者10余年前无明显诱因出现胸闷气喘，当时于外院就诊，诊断为"慢支伴肺气肿"。目前患者胸闷气喘阵作，活动后明显，时有鼻塞流涕，畏寒畏风，无明显咳嗽咳痰，时有双下肢麻木，肢冷，下午至夜间有轻度水肿，按之略凹陷，无头晕头痛，大便3日一行，夜尿多，每晚5~6次，夜寐欠佳。舌淡，苔薄白，脉沉。患者以"气喘"为主症，属于中医"喘证"范畴，患者肢冷水肿，夜尿频中医诊断：喘证，肾气虚；西医诊断：慢性阻塞性肺疾病。治当补肾纳气，散寒温阳，辅以活血通络。组方：制附子（先煎）10 g，肉桂（后下）3 g，桂枝 9 g，熟地黄 10 g，山萸肉 10 g，牡丹皮 10 g，丹参 10 g，茯苓 10 g，茯神 15 g，山药 15 g，知母 10 g，益智仁 15 g，僵蚕 10 g，细辛 3 g，当归 10 g，怀牛膝 10 g，杜仲 10 g，地龙 10 g。7 剂，水煎服，每日 2 次。

按语：本例患者为老年男性，以肾气虚为主，故治疗方选金匮肾气丸加减。方中熟地黄、山萸肉滋肾精，补肝血；山药健脾补肾以滋精血之源；当归补血养血；桂枝、附子、细辛温阳化气；杜仲、益智仁温肾助阳；茯苓渗水于下，使水归水脏；牡丹皮凉血活血，清肝胆相火。既有熟地黄、知母滋阴凉血、桂附温阳化气、山药补后天以养先天，还有山萸肉助熟地黄滋阴涩精、敛桂附阳动之性，更有茯苓行水、牡丹皮清火。肉桂补火助阳，引火下行，助牛膝、地龙、僵蚕、丹参等活血化瘀之效，另患者夜寐欠佳，予茯神安神助眠。治疗喘证建议患者在慢性病的稳定期增加运动锻炼，避免吸入粉尘、受凉等，可以选择使用三伏贴、针灸等防治。

（九）泄泻

泄泻以大便次数增多，粪质稀薄，甚至泻出如水样为临床特征的一组疾病。粪出少而势缓，若漏泄之状者为泄；粪大出而势直无阻，若倾泻之状者为泻，统称为泄泻。泄泻一年四季均可发生，但以夏秋两季较为多见，包含西医学中所说的急慢性肠炎、肠易激综合征、肠功能紊乱等多种疾病。中医药治疗本病有较好的疗效。

【病因病机】

泄泻多由感受湿邪、饮食、情志因素、脏腑虚衰等多种因素，导致脾胃运化失常，阻碍气机，升降失调，清浊不分，混杂下走大肠而发。其中由外邪致病和饮食因素引起的腹泻多起病急，呈急性发病，而情志因素和脏腑虚衰引起的腹泻多起病缓，呈慢性发病。急性腹泻多为实证，病理因素包括寒湿、湿热、食滞等；慢性腹泻属本虚标实证及虚证，脾胃不足、命门火衰为本虚，湿邪为患是标，并夹他邪。本病病位在脾胃、大小肠，与肝、肾关系密切。腹泻的病机转化，取决于脾胃功能的强盛与否和湿邪的程度。急性腹泻属实，慢性腹泻属虚或虚实夹杂。虚实之间常因脾虚与否及湿盛程度而转化，如急性腹泻失治或停药过早，病未根治，可使病情迁延，或反复发作，病机由实转虚，形成慢性腹泻，久泻脾虚，则易感湿邪，或被饮食所伤，而呈急性发作，表现为虚中夹实。

【临床症状】

腹泻临床表现以大便次数增多，粪质稀薄或夹有未消化的食物，甚则如水样为主，起病可急可缓，常反复发作。

【辨证论治】

1. 寒湿困脾证

症见大便清稀或如水样，腹痛，食少怕冷，可兼见头痛、肢体疼痛等，舌苔白滑，脉濡缓。治当散寒化湿，方选藿香正气散加减，药用藿香、白芷、紫苏叶、桔梗、茯苓、白术、陈皮、半夏、大腹皮、厚朴、炙甘草、生姜、大枣等。

2. 肠道湿热证

症见腹痛即泻，泻下急迫，粪色黄褐味臭，肛门灼热，可见发热，小便短赤，舌红，苔黄腻，脉濡数。治当清热化湿，方选葛根黄芩黄连汤加减，药用葛根、黄芩、黄连、炙甘草等。

3. 食滞胃肠证

症见腹满胀痛，大便臭如坏鸡蛋，伴不消化食物，泻后痛减，时有嗳气反酸，舌苔垢或厚腻，脉滑。治当消食导滞，和胃理气，方选枳实导滞丸加减，药用枳实、大黄、黄芩、黄连、神曲、茯苓、白术、泽泻等。

4. 肝气郁滞证

症见腹泻腹痛，肠鸣，每因情志不畅而发，泻后痛减，胸闷胁胀，嗳气食少，舌质红，苔薄白，脉弦。治当抑肝扶脾，方选痛泻要方加减，药用白术、白芍、陈皮、防风等。

5. 脾气亏虚证

症见大便稀薄，夹有不消化食物，稍进油腻则便次增多，反复发作，伴神疲乏力，食少，食后自觉腹胀，舌质淡，苔薄白，脉细。治当予健脾益气，方选参苓白术散加减，药用党参、茯苓、白术、甘草、山药、扁豆、莲子肉、薏苡仁、砂仁、桔梗等。

6. 肾阳亏虚证

症见晨起腹痛，肠鸣腹泻，大便夹有不消化食物，脐腹冷痛喜暖，四肢不温，怕冷，舌质淡，体胖，苔白，脉沉细。治当温补脾肾、固肠止泻，方选四神丸加减，药用补骨脂、五味子、肉豆蔻、吴茱萸、生姜、大枣等。

【治疗验案】

林某，女，58岁，2021年5月就诊。

主诉：腹泻1年余。患者1年多前开始出现大便溏薄，每日2次以上，易疲乏，活动后加重，平素手足不温，喜饮热水，饮食一般，时有胃脘胀闷不舒，寐尚可，小便调，舌淡边有齿痕，苔薄白，脉滑弱。辅助检查：肠镜示"乙状结肠息肉"（已清除）。病理：慢性炎症，灶性区腺体上皮息肉样增生。中医诊断：泄泻病，脾气亏虚证；西医诊断：结肠息肉术后。治拟健脾益气。组方：太子参15ｇ，炒白术15ｇ，茯苓15ｇ，白扁豆15ｇ，芡实20ｇ，山药15ｇ，炒薏苡仁15ｇ，藿香15ｇ，莲子20ｇ，砂仁15ｇ，陈皮10ｇ，吴茱萸3ｇ，甘草6ｇ。14剂，口服，每日2次。

按语：患者因"腹泻1年余"前来就诊，辨病为泄泻病，患者脾气虚弱，运化乏源，水谷不化精微，内生湿浊，下注肠道发为泄泻、阻滞气机发为胃脘胀闷；湿邪困遏脾阳则见手足不温、渴喜热饮；脾弱气血生化不足故疲乏肢倦；加之舌淡有齿痕，苔薄白，脉滑弱，辨证当属"脾气亏虚证"。故治拟健脾益气。方中首用太子参、炒白术大助脾气；茯苓、炒薏苡仁、白扁豆、芡实共行健脾除湿之功；山药、莲子既可补益脾气，又可收涩止泻；藿香芳香化湿浊；砂仁、吴茱萸性温，可温振中焦以止泻；陈皮健脾兼理气，使补而不滞；甘草则调和诸药。诸药配伍，补脾气，祛湿浊，行气滞，恢复脾胃纳运之职。

（十）胃脘痛

胃脘痛是指上腹部胃脘处疼痛为主的症状，即"胃痛"，是临床常见的消化系统疾病及症状。胃脘痛具有不同的表现形式，如胀痛、刺痛、灼痛、隐痛等，常常伴有恶心、食欲下降、反酸、消化不良等消化系统表现。近年来，随着生活水平的改善，生活压力的增加，饮食结构的改变，胃脘痛的发病率也逐年升高，而胃脘痛又常常伴有失眠、焦虑、营养不良、贫血、黑便等症状，给老年人的正常生活带来困扰。本病在西医方面可对应消化系统溃疡、急慢性胃炎、功能性消化不良、胃黏膜脱垂等多种会引起上腹部疼痛不适的疾病。

【病因病机】

造成胃脘痛的原因有许多，最为常见的是饮食不节。食用不干净食物、暴饮暴食、喜食辛辣刺激及不规律进食三餐可破坏胃肠道正常的运动节律，甚至造成胃肠感染，引起疼痛。部分理化因素同样会导致胃脘痛的发生，如药物（阿司匹林、吲哚美辛、氯化钾、铁剂、抗生素等）、留置胃管、胆汁反流等。同时也应当重视情绪问题所导致的胃脘痛，焦虑抑郁患者胃炎的发生率较正常人高，更易出现胃脘部不适，甚则造成营养不良。另外，应激（休克、大面积烧伤、脑血管意外等）也会导致急性胃炎、胃溃疡的发生。

中医方面，胃痛最早记载于《黄帝内经》。《灵枢·邪气脏腑病形》指出："胃病者，腹膜胀，胃脘当心而痛。"《黄帝内经》首先提出胃痛的发生与肝、脾有关，还提出寒邪、伤食致病说。因胃脘痛与心痛位置相近，常常无法明确区分，唐宋以前多把胃脘痛的心痛和心经本身病变的心痛混为一谈，直至金元时期李东垣首立"胃脘痛"一门，将胃脘痛与心痛明确区分，使胃痛成为独立的病证。胃痛的主要病变部位在胃，与肝、脾关系密切，病理因素主要有气滞、食积、寒凝、热郁、湿阻、血瘀。胃痛日久不愈，则脾胃受损，由实转虚。因寒致痛，寒邪日久损伤阳气，脾阳不足，导致脾胃阳虚；因热致痛，邪热伤阴，脾阴亏耗，导致脾胃阴虚。虚证胃痛又易复感外邪，导致虚实夹杂。

【临床症状】

胃脘痛在临床上多表现为上腹部胃脘处，俗称心窝部的胀痛、隐痛、刺痛、灼痛、闷痛、绞痛等不同性质的疼痛，常伴有嗳气、反酸、胃脘部嘈杂不适、食欲缺乏、恶心呕吐等症状。可有压痛，按之疼痛或增或减，但一般无反跳痛。胃痛应先辨别虚实寒热，实者疼痛明显，部位固定不移，拒按，病程较短，多有诱因。虚证疼痛隐隐，疼痛部位不定，喜按，病程较长。胃痛遇寒加重，得温则减，多为寒证；胃脘部灼痛不适，喜冷恶热，为热证；情绪不佳时胃痛明显，以胀痛为主，则为气郁。

【辨证论治】

1. 寒邪客胃证

主要表现为胃痛暴作，以冷痛为主，喜温，遇寒加重，得温痛减，口淡不渴，舌淡苔薄白，脉弦紧。治当温胃散寒、行气止痛，方选香苏散合良附丸加减。常用药物有高良姜、香附、紫苏叶、陈皮、甘草等。若兼见纳呆、身重、恶心欲呕等寒湿症状，可用厚朴温中汤温中燥湿健脾。若兼见胸脘痞闷、胃纳呆滞，属寒夹食滞，可加枳实、神曲、鸡内金等消食导滞；若寒郁化热，寒热错杂，可用半夏泻心汤辛开苦降。

2. 饮食伤胃证

主要表现为胃脘部疼痛，胀满拒按，嗳腐吞酸，或呕吐不消化食物，吐后痛减，不欲饮食，大便不爽，矢气或便后痛舒，舌苔厚腻，脉滑。治当消食导滞、和胃止痛，方选保和丸加减。常用药物有神曲、山楂、麦芽、莱菔子、茯苓、半夏、陈皮等。若脘腹胀满明显，可加枳实、槟榔等行气消滞止痛；若胃脘胀痛而大便不解，可合用小承气汤或改用枳实导滞汤通腑行气；若疼痛拒按，舌红苔黄燥，合用大承气汤泻热通腑。

3. 肝气犯胃证

主要表现为胃脘部胀痛，痛连两胁，情绪不佳则痛作或痛甚，嗳气、矢气则痛舒，胸闷嗳气，喜长叹息，舌苔薄白，脉弦。治当疏肝解郁、理气止痛，方选柴胡疏肝散加减。常用药物有柴胡、香附、芍药、川芎、郁金、枳壳等。若患者胃痛较甚，加川楝子、延胡索加强理气止痛之效；疼痛急迫，嘈杂吐酸，口干口苦，脉弦或数，乃肝胃郁热，改用化肝煎或丹栀逍遥散加左金丸疏肝泄热和胃，理气药选用绿萼梅、香橼、佛手等理气不伤阴。

4. 湿热中阻证

主要表现为胃脘部疼痛，以灼痛为主，口干口苦，口渴而不欲饮，纳呆恶心，小便黄，大便黏腻不畅，舌红苔黄腻，脉滑数。治当清化湿热、理气和胃，方选清中汤加减。常用药物有黄连、栀子、半夏、茯苓、草豆蔻、陈皮、甘草等。若湿偏重，则加苍术、藿香燥湿健脾；热偏重，加蒲公英、黄芩清泻胃热；气滞腹胀明显，加用枳实、厚朴理气消滞；大便秘结，加大黄泻热通腑；若症见胸闷脘痞、恶心纳呆、咳吐痰涎，舌苔白腻或滑，可用二陈汤合平胃散燥湿健脾。

5. 瘀血停胃证

主要表现为胃脘部刺痛，似针扎刀割，痛有定处，按之痛甚，食后加剧，入夜尤甚，或见吐血黑便，舌紫暗或有瘀斑，脉涩。治当化瘀通络、理气和胃，方选失笑散合丹参饮加减。常用药物有蒲黄、五灵脂、丹参、檀香、砂仁等。若患者胃痛明显，可加川楝子、延胡索、枳壳加强理气止痛之效；若四肢不温，舌淡脉弱，为气虚无以行血，加党参、黄芪益气活血；便黑加三七、白及化瘀活血。

6. 胃阴亏虚证

主要表现为胃脘部隐隐灼痛，似饥而不欲食，口燥咽干，五心烦热，消瘦乏力，口渴欲饮，大便干结，舌红少津，脉细数。治当养阴益胃、和中止痛，方选一贯煎合芍药甘草汤加减。常用药物有芍药、沙参、麦冬、生地黄、枸杞子、当归、川楝子、甘草等。若胃脘嘈杂灼痛，加牡蛎、珍珠母、海螵蛸或合左金丸制酸；若胃脘部胀痛气滞明显，加厚朴花、玫瑰花、佛手等行气止痛；大便干燥难解，加火麻仁、瓜蒌仁等润肠通便；若阴虚胃热，口干明显，加石斛、知母、黄连等养阴清胃。

7. 脾胃虚寒证

主要表现为胃痛隐隐，喜温喜按，绵绵不休，饥饿时疼痛加重，得食则缓，劳累或受凉后加重，泛吐清水，神疲纳呆，不欲饮食，四肢倦怠，手足不温，便溏，舌淡苔白，脉弱或迟缓。治当温中健脾、和胃止痛，方选黄芪建中汤加减。常用药物有黄芪、芍药、甘草、桂枝、生姜、饴糖等。若泛吐清水较多，宜加干姜、制半夏、陈皮等温胃化阴；若反酸，则去饴糖，加牡蛎、海螵蛸等制酸和胃；若胃脘冷痛，呕吐，肢冷，加理中丸温中散寒；若形寒肢冷，腰膝酸软，小便清长，可用附子理中丸温肾暖脾，和胃止痛。

【治疗验案】

陈某，女，76 岁，2018 年 6 月就诊。

主诉：胃脘部疼痛不适多年。患者多年来反复出现胃脘部疼痛不适，曾于外院就诊，电子胃镜示"慢性萎缩性胃炎"。现患者偶有胃脘部不适，疼痛隐隐，时有反酸恶心，近来时有咽痒、咳嗽、咳白痰，食纳一般，二便尚调，夜寐尚安。舌质淡，苔腻，脉濡滑。患者以"胃脘部不适"为主诉，属于中医"胃脘痛"范畴，患者兼见咳吐痰涎。中医诊断：胃脘痛，痰湿中阻；西医诊断：慢性萎缩性胃炎。治当燥湿健脾、和胃止痛。方选二陈汤加减，组方：陈皮6g，姜半夏10g，炒白术10g，茯苓15g，川贝母6g，炙百部10g，炙紫菀10g，前胡10g，炒杏仁10g，炒紫苏子10g，冬瓜子15g，佛耳草10g，甘草4g。7剂，水煎服，每日2次。

按语：本方由二陈汤加减而来，方中半夏辛温燥，可燥湿化痰，降逆和胃，散结消痞，《本草从新》言其为"治湿痰之主药"，故为君药。湿痰既成，阻滞气机，陈皮温燥，理气行滞，燥湿化痰，乃"治痰先治气，气顺则痰消"之意，为臣药。茯苓甘淡，渗湿健脾以杜生痰之源，与半夏配伍，体现了朱震亨"燥湿渗湿则不生痰"之理；白术为"中焦发动机"，脾健则痰湿自祛。甘草调和诸药。患者近日咳嗽时作，故配以紫苏子、杏仁、川贝母、紫菀、百部、前胡、冬瓜子、佛耳草等药降气平喘、祛痰止咳。

本病除药物治疗外，还应当重视精神及饮食调理，需养成规律的生活及饮食习惯，忌暴饮暴食，饥饱不均。胃痛持续者，应当在一定时期内予流质或半流质饮食，少食多餐，进食以清淡易消化为主，忌粗糙多纤维食物，尽量避免进食浓茶、辛辣、咖啡、生冷及刺激性强的食物，以细嚼慢咽为上，饭后避免剧烈运动，避免食用含水杨酸、肾上腺皮质激素类药物，同时保持心情乐观，避免过度劳累及心情的剧烈变化，也可饭后半小时进行散步等缓慢运动，促进消化。若饮食过多造成胃脘部胀痛不适，矢气不畅，大便秘结，可选择摩腹（以肚脐为中心，顺时针画圈按摩腹部，促进胃肠蠕动），也可选择按摩中脘、手足三里等穴位。

（十一）虚病

虚病又称虚劳或虚损，是由于禀赋薄弱、后天失养及外感内伤等多种原因引起的，以脏腑功能衰退、气血阴阳亏损、日久不复为主要病机，以五脏虚损为主要临床表现的慢性虚弱性证候，在老年患者群体中普遍存在。中医历代医籍对虚劳的论述甚多，在调理阴阳、补益气血、促进脏腑功能的恢复等方面，积累了丰富的经验。虚病所包含的内容很广，老年患者在肌少症、年龄相关疾病、贫血、肿瘤晚期等多种疾病过程中，凡出现禀赋不足、后天失养、病久体虚、积劳内伤、久虚不复等脏腑气血阴阳亏损证候，均为老年虚病的范围。

【病因病机】

虚病的病因主要为先天不足、饮食不节、烦劳过度、暴病久病等，最终导致五脏虚衰，气血阴阳亏虚，发为本病。本病病位在五脏，大多起病缓慢，病程较长，往往合并多个脏腑功能的衰弱。病性以本虚为主，主要表现为气血阴阳的亏虚，但亦有虚中夹瘀血、痰浊、水饮、邪毒等为患。本病病情的发展既可上病及下，亦可下病及上，因脏腑之间相互联系，往往先因某一脏的气、血、阴、阳耗损，渐及他脏，日久则五脏气血阴阳俱损，病情趋于复杂。

气血阴阳之虚，虽然各有区别，但因阴与血同类，阳与气同源，而阴阳气血之间又可以互相生化，所以在病理上四者紧密相关。一般来说，虚劳起病多见气虚，久则由气及血，致气血两亏，脾肾的虚损是病机转化的关键，此乃因脾胃为后天之本，气血生化之源，肾为先天之本，脏腑阴阳之根。先天的肾气不足，可导致后天脾胃虚弱，而脾胃运化力弱，亦可引起肾精匮乏。肾阳虚衰，可致脾阳不健，脾虚则土不制水，又可引起肾水泛滥。心肝火旺，可下劫肾阴，水不制火，则心肾不交，肾阴耗伤，则水不涵木。肺虚及脾，痰饮水湿内生，阴寒之邪不祛，伤及肾阳；阳损及阴，肝肾阴虚，虚风内动，痰浊上扰，蒙闭心窍，病情危笃。

【临床症状】

虚劳是由多种原因所致的久虚不复的一类慢性虚弱性疾病的总称，以脏腑及气血阴阳亏损为主要表现。可因虚损之病位、性质及轻重程度不一，而有迥然不同的证候表现和传变过程，但总以病势缠绵、诸虚不足为主要特征。其中，气虚损者主要表现为面色萎黄、神疲体倦、懒言声低、自汗、脉细；血虚损者主要表现为面色不华、唇甲淡白、头晕眼花、脉细；阴虚损者主要表现为口干舌燥、五心烦热、盗汗、舌红苔少、脉细数；阳虚损者主要表现为面色苍白、形寒肢冷、舌质淡胖有齿印、脉沉细等。虚病的病程一般较长，随着病程的发展往往症状逐渐加重，短期不易康复。

【辨证论治】

1.气虚

（1）肺气虚损证：症见短气自汗，声低息弱，面色㿠白，易于感冒，时寒时热，舌质淡，脉虚弱无力等。治当补益肺气、固表敛汗，方选补肺汤加减。药用人参、炙黄芪、熟地黄、五味子、山药、茯苓、紫菀、甘草等。

（2）脾气虚损证：症见面色发黄，饮食减少，进食后自觉胀满不舒，易感疲倦乏力，大便稀薄，舌淡或有齿印，苔薄，脉软弱。治当健脾益气，方选参苓白术散加减。药用党参、炙甘草、白术、山药、扁豆、莲子、大枣、薏苡仁、茯苓、砂仁、陈皮、桔梗等。

（3）心气虚损证：症见心悸怔忡，胸闷气短，活动加重，面色发白，舌淡苔白，脉细弱等。治当益气养心，方选养心汤加减。药用党参、黄芪、当归、川芎、酸枣仁、五味子、茯神、柏子仁、炙远志、炙甘草等。

（4）肾气虚损证：症见面白神疲，耳鸣，腰酸膝软，小便频数或失禁，男子滑精早泄，女子带下清稀，舌淡苔白，脉沉弱等。治当益气补肾为主，方选大补元煎加减。药用熟地黄、枸杞子、杜仲、山萸肉、当归、党参、淮山药、炙甘草、菟丝子、益智仁等。

2. 血虚

（1）心血虚损证：症见面色不华，心悸怔忡，失眠多梦，舌质淡，脉细或结代。治当养血宁心，方选归脾汤加减。药用党参、白术、黄芪、当归身、茯神木、远志、木香、龙眼肉、酸枣仁、熟地黄、鸡血藤、大枣、甘草等。

（2）肝血虚损证：症见面色不华，头晕目眩，劳则隐隐胁痛，肢体麻木，筋脉拘急，舌质淡，脉弦细或细涩等。治以补血养肝，方选四物汤加味。药用熟地黄、当归、鸡血藤、白芍、阿胶、何首乌、枸杞子、川芎、大枣等。

3. 阴虚

（1）肺阴虚损证：症见干咳，咽燥，咳血，甚或失音，潮热，盗汗，舌红少津，脉细数等。治当养阴润肺为主，方选沙参麦冬汤加减。药用沙参、麦冬、天冬、玉竹、天花粉、百合、银柴胡、桑白皮、地骨皮、甘草等。

（2）心阴虚损证：症见心悸，失眠烦躁，潮热盗汗，两颧潮红，或口舌生疮，舌红少津，脉细数。治当滋阴养血、补心安神，方选天王补心丹加减。药用生地黄、人参、丹参、玄参、茯苓、五味子、远志、当归、天冬、麦冬、酸枣仁、柏子仁等。

（3）脾胃阴虚证：症见口干唇燥，不思饮食，大便干结，甚则干呕呃逆，面色潮红，舌干，苔少或无苔，脉细数。治当养阴和胃，方选益胃汤合橘皮竹茹汤加减。药用麦冬、生地黄、玉竹、沙参、山药、石斛、橘白络、竹茹、半夏、甘草等。

（4）肝阴虚损证：症见头痛，眩晕耳鸣，目干畏光，视物不明，急躁易怒，或肢体麻木，面色潮红，舌干红，脉弦细数等。治当滋养肝阴、柔肝潜阳为主，方选一贯煎合补肝汤加减。药用生地黄、枸杞子、白芍、酸枣仁、沙参、麦冬、木瓜、当归、珍珠母、生甘草等。

（5）肾阴亏损证：症见五心烦热，腰酸遗精，双下肢无力，眩晕耳鸣，甚则耳聋，口干咽痛，颧红，舌红少苔或无苔，少津，脉细或细数等。治当滋补肾阴、清热除蒸为主，方选左归丸合清骨散加减。药用熟地黄、枸杞子、龟甲胶、山药、牛膝、秦艽、鳖甲、银柴胡、山萸肉、鹿角胶等。

4.阳虚

（1）心阳虚损证：症见面色苍白，心悸，自汗，神色疲倦，嗜卧，心胸憋闷疼痛，形寒肢冷，舌淡或紫暗，脉细弱或沉迟。治当温补心阳、活血理气，方选拯阳理劳汤合丹参饮加减。药用人参、炙黄芪、五味子、肉桂、白术、当归、丹参、檀香、砂仁、炙甘草等。

（2）脾阳虚损证：症见面色发黄，食少，形寒，神倦乏力，少气懒言，大便溏泄，肠鸣腹痛，舌质淡，苔白，脉沉弱。治当温中健脾、补火生土，方选附子理中汤加味。药用熟附子、炮姜、人参、炒白术、木香、砂仁、炙甘草等。

（3）肾阳虚损证：症见腰背酸痛，遗精阳痿，多尿或小便不禁，夜多小便，面色苍白，畏寒肢冷，下利清谷或五更泄泻，舌质淡体胖有齿痕，苔白，脉沉迟等。治当温补肾阳、填精固摄，方选右归丸合桑螵蛸散加减。药用附子、肉桂、鹿角胶、熟地黄、枸杞子、山药、山萸肉、菟丝子、杜仲、当归、益智仁、桑螵蛸、党参等。

【治疗验案】

龚某，男，68岁，2021年1月就诊。

主诉：肺癌术后伴反复咳嗽咳痰1年余。患者1年余前因咳嗽反复发作至外院行相关检查确诊为"右肺上叶腺癌"，后手术切除，术后继续靶向治疗，期间患者自觉纳谷不香，夜寐差，乏力。3个月前因体检发现左肺下叶囊状小结节。刻下：患者稍有咳嗽咳痰，时有气短，全身乏力，纳寐差，二便尚调。舌质红，苔薄白，脉细。中医诊断：虚病，肺脾气虚证；西医诊断：肺腺癌术后。治拟健脾益肺，化痰止咳。组方：姜半夏10g，茯苓15g，陈皮6g，炒白术10g，茯神15g，太子参10g，炒薏苡仁30g，炒稻芽10g，炒麦芽10g，川芎10g，醋春柴胡6g，麸炒枳壳10g，炒白芍10g，炒酸枣仁20g，蜜远志10g，石菖蒲10g，合欢皮15g。14剂，口服，每日2次。

按语：患者因"肺癌术后1年余"前来就诊，辨病为虚病，患者久咳伤肺，或平素体弱，肺气不足，或七情饮食劳倦，损伤肺脾，发为本病。结合患者舌苔、脉象，辨证为肺脾气虚证。本方选用姜半夏、陈皮燥湿健脾，理气化痰以治标，茯苓、白术、太子参、炒薏苡仁健脾益气以治本，再加用炒白芍敛肺止咳，川芎、春柴胡、麸炒枳壳理气以消肺中壅滞。患者纳谷不香，加用炒稻芽、炒麦芽以健胃消食，夜寐差，加用茯神、炒酸枣仁、蜜远志、石菖蒲、合欢皮宁心安神，可有良效。

（十二）水肿

水肿是指多种原因导致的体内水液潴留，泛溢肌肤，引起眼睑、头面、四肢、腹背甚至全身浮肿为主要临床特征的一类疾病。本病在老年群体中发病率较高，老年患者心功能不全、下肢静脉曲张、营养不良、肾功能不全等疾病均可引起颜面、躯体、下肢等不同部位的水肿，皆属于本病范畴。中医药治疗本病具有良好的疗效。

【病因病机】

水肿的病因主要有风邪袭表、外感水湿、疮毒内犯、饮食不节、久病劳倦、禀赋不足等。若外感风寒、风热之邪，侵袭肺卫，肺主通调水道，肺失宣降，风水相搏，泛溢肌肤，发为水肿；若久居湿地、冒雨涉水，水湿内侵，困遏脾阳，脾失转输，水液停聚，则见水肿；若痈疽疮疡、丹毒未能及时清解消散，损伤肺脾，津液运化失常，可见水肿；若过食肥甘厚腻、嗜食辛辣、饮酒无度等损伤脾胃，运化失司，水湿壅滞，亦可发为水肿；若脾肾亏虚，水液气化失常，停聚皮下，也可见水肿。

人体水液的运行，有赖于气的推动，与脾之升化转输、肺之宣降通调、肾之蒸化开合等功能密切相关。若因外感风寒湿热之邪，或饮食劳倦、久病体虚等因素致上述脏腑功能失调，水液不能正常运行，潴留体内，泛滥肌肤，即可发为水肿。水肿的病位主要在肺、脾、肾三脏，与心有密切关系。基本病机是肺失宣降通调，脾失转输，肾失开合，膀胱气化失常，导致体内水液潴留，泛滥肌肤。在发病机制上，肺、脾、肾三脏相互联系，相互影响，如肺脾之病水肿，久必及肾，导致肾虚而使水肿加重；肾阳虚衰，火不暖土，则脾阳也虚，土不制水，则使水肿更甚；肾虚水泛，上逆犯肺，则肺气不降，失其宣降通调之功能，而加重水肿。因外邪、疮毒、湿热所致的水肿，病位多在肺脾；因内伤所致的水肿，病位多在脾肾。

【临床症状】

本病主要临床症状为全身或局部不同程度的水肿，可自上而下，从眼睑开始，继则延及头面、四肢、腹背，甚者肿遍全身，也可自下而上，先从下肢足胫开始，然后及于全身。轻者仅眼睑或足胫水肿，重者全身皆肿，按之凹陷即起或按之凹陷不易恢复，甚则按之如泥。如病情严重，可伴见胸腹水而见腹部膨胀，胸闷心悸，气喘不能平卧等症。

【辨证论治】

1. 风水相搏证

主要表现为眼睑水肿，继则四肢及全身皆肿，来势迅速，常伴见风寒或风热表证。舌苔薄白，脉浮滑或浮紧。方选越婢加术汤加减。药用麻黄、石膏、生姜、甘草、白术、大枣等。

248

2. 湿毒浸淫证

主要表现为眼睑水肿，延及全身，皮肤光亮，尿少色赤，身发疮痍，甚则溃烂。舌质红，苔薄黄，脉浮数或滑数。方选麻黄连翘赤小豆汤合五味消毒饮加减。药用麻黄、连翘、杏仁、赤小豆、大枣、桑白皮、生姜、炙甘草、金银花、野菊花、蒲公英、紫花地丁、紫背天葵子等。

3. 水湿浸渍证

本类型起病缓慢，病程较长，主要表现为全身水肿，按之没指，下肢为甚，小便短少，身体困重，胸闷，纳呆，泛恶。苔白腻，脉沉缓。方选五皮饮合胃苓汤加减。药用生姜皮、茯苓皮、陈皮、桑白皮、大腹皮、苍术、白术、甘草、官桂、泽泻、厚朴、猪苓等。

4. 湿热壅盛证

主要表现为遍体水肿，皮肤绷急光亮，胸脘痞闷，烦热口渴，小便短赤或大便干结。舌红，苔黄腻，脉沉数或濡数。方选疏凿饮子加减。药用槟榔、商陆、大腹皮、茯苓皮、椒目、赤小豆、秦艽、羌活、泽泻、木通、生姜等。

5. 脾阳虚衰证

主要表现为身肿日久，腰以下为甚，按之凹陷不易恢复，脘腹胀闷，纳减便溏，面色不华，神疲乏力，四肢倦怠，小便短少。舌质淡或胖，苔白腻或白滑，脉沉缓或沉弱。方选实脾饮加减。药用白术、厚朴、木瓜、木香、草果、槟榔、茯苓、干姜、制附子、炙甘草、生姜、大枣等。

6. 肾阳衰微证

主要表现为水肿反复消长不已，面浮身肿，腰以下为甚，按之凹陷不起，尿量减少或反多，腰酸冷痛，四肢厥冷，怯寒神疲，面白，甚至心悸胸闷，喘促难卧，腹大胀满。舌质淡胖，苔白，脉沉细或沉迟无力。方选真武汤加减。药用茯苓、白术、白芍、附子、生姜等。

7.瘀水互结证

主要表现为水肿延久不退，肿势不一，四肢或全身水肿，以下肢为主，皮肤瘀斑，腰部刺痛，或伴血尿。舌紫暗，苔白，脉沉细涩。方选桃红四物汤合五苓散加减。药用桃仁、红花、熟地黄、白芍、当归、川芎、茯苓、泽泻、白术、杏仁、甘草等。

【治疗验案】

验案一：施某，女，56岁，2022年6月就诊。

主诉：双下肢水肿1周。患者1周前无明显诱因出现双下肢水肿，下午晚间加重，左腿尤甚，时有腰酸，晨起眼睑稍有水肿。平素时有头部隐痛，耳鸣时作，口苦，无心慌胸闷，无恶心呕吐，无恶寒发热，患者未经系统诊治，症状未见缓解。患者自诉未有明显尿频尿急，外阴无明显瘙痒。纳寐尚可，大便干结，2日一行。既往"糖尿病"病史20余年，以胰岛素皮下注射、二甲双胍每日1片，血糖控制尚可；"高血压"病史20余年，口服降压药（具体不详），自诉血压控制尚可；有"心律失常"病史，"心脏支架植入"手术史。舌质红，舌苔少，脉弦滑。中医诊断：水肿，肝脾湿热；西医诊断：水肿。组方：天麻10g，钩藤10g，煅石决明20g，川芎10g，茯神15g，牛膝10g，盐杜仲10g，盐车前子10g，泽兰10g，猪苓10g，陈皮6g，生地黄10g，瞿麦10g，萹蓄10g，粉萆薢10g，白茅根10g，黄柏10g。14剂，水煎服，每日1剂，早晚分服。

按语：该患者辨病为水肿；平素情绪易激动，肝旺乘脾，脾失健运，升清降浊不能，体内津液代谢失常，湿主趋下而下肢水肿明显，按之凹陷可自行恢复，结合舌苔脉象辨证属肝脾湿热。方以八正散加减，车前子甘寒，归肝、肾、肺、小肠经，可清热利尿；白茅根甘寒，可清热凉血利尿；猪苓、茯神甘淡利水以消肿；配伍瞿麦、萆薢、萹蓄利尿祛湿；泽兰辛苦微温，归肝、脾经，利水消肿，活血祛瘀，防水瘀互结，配伍牛膝利尿逐瘀，杜仲补肝肾，强筋骨，配伍生地黄清热凉血，养阴生津，利水而不伤阴；黄柏善清下焦湿热；天麻、钩藤、石决明清肝平肝，川芎行气活血，陈皮理气健脾，气行则津液行。

验案二：郭某，女，86 岁，2020 年 5 月就诊。

主诉：双下肢水肿 1 年余，伴胸闷气喘 3 个月余。患者 1 年余前无明显诱因出现双下肢水肿，按之凹陷，时轻时重，当时未予重视。3 个月余前患者出现胸闷不适，伴见气喘反复，偶有咳嗽，活动后加重，休息后可稍缓解，夜间偶有阵发性气促，不能平卧，平素四肢畏寒。既往"冠状动脉粥样硬化性心脏病"多年。查体：听诊双肺呼吸音低，两下肺可闻及少许细湿啰音。心脏浊音界扩大，心率 93 次 /min，心律齐。腹部触诊未及异常包块。双下肢中度凹陷性水肿。舌淡胖，苔白滑，脉细涩。辅助检查：脑利尿钠肽 16 285 pg/ml。中医诊断：心水病，瘀水互结；西医诊断：冠心病、心力衰竭、心源性水肿。治拟强心通阳、活血利水。组方：生晒参 10 g，生黄芪 30 g，炒白术 10 g，茯苓 15 g，猪苓 10 g，炙桂枝 10 g，葶苈子 10 g，生薏苡仁 30 g，丹参 10 g，川芎 10 g，全当归 10 g，煅牡蛎（先煎）15 g，煅龙骨（先煎）15 g，五味子 10 g，炙甘草 4 g。7 剂，水煎服，每日 1 剂，早晚分服。

按语：本例患者为老年女性，年过八旬，临床表现以水肿、胸闷气喘、不能平卧为主，既往有"冠心病"病史多年，再结合辅检脑利尿钠肽显著升高，西医诊断心力衰竭可以明确。患者高龄，本就有脏腑功能虚衰的生理特点，脏腑阳气不足，无以推动运化，津血运行缓慢，停而为瘀为水，二者互结，痹阻心阳，发为本病。故治疗以强心通阳、活血利水为主。方中生晒参强心通阳；炙桂枝温阳化气；生黄芪益气通阳，又可助血行；丹参、川芎、当归活血化瘀；炒白术、猪苓、茯苓、薏苡仁健脾淡渗，利湿行水，葶苈子泻肺平喘、利水消肿，共同利尿使邪有出路；龙骨、牡蛎、五味子安养心神；炙甘草调和诸药。全方利水、化瘀、强心、通阳兼顾，用治慢性心衰引起的水肿可有良好疗效。

（十三）痹病

痹病是以肢体筋骨、关节、肌肉等处发生疼痛、酸楚、重着、麻木，或关节屈伸不利、僵硬、肿大、变形及活动障碍为主要表现的病证。其发病多与风、寒、湿、热之邪相关，故病情呈反复性，病程有黏滞性、渐进性等特点。西医学中的痛风、风湿性关节炎、类风湿关节炎、强直性脊柱炎、骨性关节炎、干燥综合征以及各种原因导致的关节痛、腰腿痛等均属于本病范畴。

【病因病机】

痹病的发生主要是由于禀赋不足、外邪入侵、饮食不节、年老久病、劳逸不当等，导致素体亏虚，卫外不固；或风寒湿热，阻滞经络；或痰热内生，痰瘀互结；或肝肾不足，筋脉失养；或精气亏损，外邪乘袭，经络痹阻，气血不畅，发为痹病。此外，跌仆外伤，损及肢体筋脉，气血经脉痹阻，亦与痹病的发生有关。痹病的主要病机，概而论之有风、寒、湿、热、痰、瘀、虚七端。以上在一定条件下可相互影响，相互转化，共同引起经络痹阻、气血运行不畅，从而导致痹病的发生。

【临床症状】

本病主要临床症状为不同程度的肌肉、筋骨、关节疼痛。疼痛的性质有酸痛、胀痛、隐痛、刺痛、冷痛、热痛或重着疼痛等差别。疼痛可为游走不定或固定不移。病重者可有关节屈伸不利，甚者关节僵硬、变形，影响正常生活。

【辨证论治】

1. 风寒湿痹

（1）行痹：主要表现为肢体关节、肌肉疼痛，屈伸不利，可累及多个关节，疼痛呈游走性，初起可见恶风、发热等表证；舌质淡，苔薄白或薄腻，脉浮或浮缓。治当祛风通络、散寒除湿，方选防风汤加减。药用防风、甘草、当归、赤茯苓、杏仁、官桂、黄芩、秦艽、葛根、麻黄等。

（2）痛痹：主要表现为肢体关节疼痛，痛势较剧，痛有定处，关节屈伸不利，局部皮肤或有寒冷感，遇寒痛甚，得热痛减；口淡不渴，恶风寒；舌质淡，苔薄白，脉浮紧。治当温经散寒、祛风除湿，方选乌头汤加减。药用麻黄、黄芪、芍药、炙甘草、川乌等。

（3）着痹：主要表现为肢体关节、肌肉酸楚、重着、疼痛，关节活动不利，肌肉麻木不仁，或有肿胀，手足困重；舌质淡，苔白腻，脉濡缓。治当除湿通络、祛风散寒，方选薏苡仁汤加减。药用薏苡仁、当归、川芎、生姜、桂枝、羌活、独活、防风、白术、草乌、川乌、麻黄等。

2. 风湿热痹

主要表现为肢体关节肿胀疼痛，活动不利，局部灼热红肿，得冷则舒，可有皮下结节或红斑，多兼有发热，恶风，汗出，口渴，烦闷不安，尿黄，便干；舌质红，苔黄腻或黄燥，脉滑数或浮数。治当清热通络、祛风除湿，方选白虎加桂枝汤加减。药用知母、甘草、石膏、粳米、桂枝等。

3. 痰瘀痹阻

本类型为病程日久，肢体关节肿胀刺痛，痛有定处，夜间痛甚；或关节肌肤紫暗、肿胀，按之较硬，肢体顽麻或重着；或关节僵硬变形，屈伸不利，甚则肌肉萎缩，有硬结，瘀斑，面色暗黧，肌肤甲错，眼睑水肿，或痰多胸闷；舌质暗紫或瘀点瘀斑，苔白腻，脉弦涩。治当化痰祛瘀、蠲痹通络，方选双合汤加减。药用当归、川芎、白芍、生地黄、陈皮、半夏、茯苓、桃仁、红花、白芥子等。

4. 肝肾两虚

痹病日久不愈，关节肿大，僵硬变形，屈伸不利，肌肉瘦削，腰膝酸软；或畏寒肢冷，阳痿遗精；或头晕目眩，骨蒸潮热，面色潮红，心烦口干，失眠；舌质红，少苔，脉细数。治当补益肝肾、舒筋活络，方选独活寄生汤加减。药用独活、桑寄生、杜仲、牛膝、细辛、秦艽、茯苓、肉桂心、防风、川芎、人参、甘草、当归、芍药、干地黄等。

【治疗验案】

验案一：贺某，女，76岁，2020年12月就诊。

主诉：四肢多关节肿痛10年余。患者10年前出现四肢多关节肿痛，反复发作，于我院就诊，予双醋瑞因胶囊口服，后因出现腹泻，自行停药，四肢关节肿痛未见明显好转，后至我科门诊就诊，四肢关节疼痛，肿胀不甚，右侧髋关节偶有疼痛，无发热，无水肿。无口干眼干，无光过敏，无口腔或外阴溃疡，纳寐尚可，大便稀溏，腹部时有隐痛。既往"高血压"病史20年余。舌质淡紫，舌苔白腻，脉沉细。中医诊断：痹症，风寒湿证；西医诊断：类风湿关节炎。组方：生薏苡仁30g，羌活10g，独活6g，炒苍术9g，麸炒僵蚕10g，虎杖10g，党参10g，茯苓10g，麸炒白术10g，黄柏6g，炒牡丹皮10g，炒白芍10g，赤芍10g，陈皮10g，红花6g，三七9g，桂枝6g，菝葜10g，甘草3g。7剂，水煎服，每日1剂，早晚分服。

按语：方中以生薏苡仁为君以除痹，羌活、独活二者共奏祛风除湿，通痹止痛之效，苍术健脾燥湿，祛风散寒，炒僵蚕祛风止痛，虎杖可治疗风湿痹，菝葜祛风除痹以治标；桂枝温经通络，党参健脾养血生津，荣养筋脉，茯苓、白术健脾燥湿利湿，健脾助运以化湿邪而治本；苍、白术同用以健脾燥湿，苍术、黄柏为二妙散，善清下焦湿热，防寒湿久成郁热；久病入络，丹皮、赤芍、红花、三七活血祛瘀，白芍养血，柔肝止痛，辅以甘草，酸甘化阴，濡养肌肉以缓急止痛，桂枝温经通脉，与甘草辛甘化阳以温养筋脉而止痛，陈皮理气，防诸药滋腻太过，甘草调和诸药。

验案二：高某，女，87岁，2021年3月就诊。

主诉：腰背部疼痛反复发作2年余。患者2年余前跌倒后出现腰背部疼痛，当时未予重视诊治，2年来腰背部疼痛反复发作，以阵发性酸胀为主，活动未受限制，久坐久立后加重，躺平后缓解，平素怕冷，时有头项部针刺感，饮食可，二便尚可，夜寐欠佳。舌质红，舌苔薄白，脉细数。患者年老体虚,肾气亏虚,腰府失养,又跌仆闪挫引起经脉受阻,气血不畅,瘀血留着,痹阻经脉,气血不通,不荣则痛,不通则痛。

中医诊断:痹症,肝肾不足;西医诊断:腰痛。治当补益肝肾,舒筋活络。方选独活寄生汤合六味地黄丸加减,组成:羌活10g,独活10g,槲寄生10g,盐杜仲10g,川牛膝10g,葛根10g,川芎10g,天麻10g,刘寄奴10g,续断10g,熟地黄10g,酒萸肉10g,淮山药10g,牡丹皮10g,茯苓15g,陈皮6g。7剂,水煎服,每日1剂,早晚分服。

按语:患者年老,方以补益为主,以独活寄生汤合六味地黄丸加减而成。方中用独活、羌活辛苦微温,善治伏风,长于祛下焦风寒湿邪而除痹痛;天麻祛风通络;槲寄生、牛膝、杜仲、刘寄奴、续断、滋补肝肾,祛风除湿,强壮筋骨;熟地黄填精益髓,滋补阴精,淮山药补养肝肾,山萸肉补益脾肾,三阴并补;茯苓健脾渗湿,补脾助运,丹皮清泄相火;葛根归脾胃经,善补脾胃以生津,荣养肌肉,辅以川芎行气活血,寓"气行则血行"之意;陈皮健脾理气,防诸药滋腻太过。诸药合用,风寒湿邪俱除,肝肾强健,气血充盛,诸症自缓。

(十四)发热

发热是老年患者诸病初期常见的临床表现之一,有高热、低热和实热、虚热等之分。高热一般实证多见,热势较高,发病较急迫,发展较快;低热一般虚证多见,热势较低,甚至只能自己感受到,发病比较缓慢,病程较长。发热有外感和内伤之分,此处主要论述内伤引起的不明原因发热,在西医学中对应各种原因引起的反复低热等。

【病因病机】

发热的主要病因有气郁化火、瘀血阻滞、痰湿内蕴、气虚发热等，老年患者常虚实兼见。发热的病位涉及肝、脾等多脏。首先，肝气不疏，气郁不畅，郁而化火，可引起发热。其次，因为各种原因血液运行不畅，形成瘀血，不论是气运行不畅，还是血运行不畅都会引起火热，从而导致发热。"脾为生痰之源"，脾胃是消化食物形成营养用以供给全身的重要器官，同时脾胃也是产生痰湿的地方，如果各种原因导致脾胃受到损伤，无法正常运转，就会在体内产生痰湿，痰湿和气郁、瘀血一样，日久也会化火，进而引起发热。除此之外，气虚也可导致发热，属于李东垣所说的"气火不两立"，火盛则气衰，气衰则火盛。如果各种原因导致人体正气不足，气火的平衡关系失调，就会导致火热的产生，表现为发热。

【临床症状】

老年人内伤发热在临床上多起病较缓，病程较长，或有反复发热的病史。临床多表现为低热，但有时也可以表现为高热，亦有少数患者自觉发热或五心烦热，但体温在正常范围。可伴见头晕、神疲、自汗盗汗、脉弱无力等。因内伤发热主要由气、血、水湿的郁滞壅遏或气、血、阴、阳的亏损失调所导致，故在发热的同时，还可分别伴见气郁、血瘀、湿郁或气虚、血虚、阴虚、阳虚等症状。

【辨证论治】

1. 气郁发热

本类型发热热势较低，或者每天下午在同一个时间段发热，谓之"潮热"，而且发热的热度高低也会随着患者情绪的变化而变化，心情一般比较抑郁，不开心，自觉胸部满闷，或者容易发火，口干而苦，纳食减少，舌红，苔黄，脉弦数。治当疏肝理气、解郁泻热，方选丹栀逍遥散加减。药用牡丹皮、山栀子、当归、白芍、炒柴胡、茯苓、炒白术、炙甘草等。

2. 血瘀发热

本类型发热多发生在下午或者晚上，或者只能自觉身体某一个地方有发热的感觉，时有口干，但不欲饮水，四肢或身体某些部位会有针刺一样的疼痛感或有肿块，脸上泛黄或晦暗，舌质青紫或有瘀点、瘀斑，脉弦或涩。治当活血化瘀，方选血府逐瘀汤加减。药用柴胡、芍药、枳壳、甘草、桃仁、红花、当归、川芎、生地黄、桔梗、牛膝等。

3. 湿郁发热

本类型热势较低，一般到了下午发热会加重，胸口发闷，腹部不舒服，四肢感觉到沉重，没有胃口，不欲饮食，口渴但是不欲饮水，有时会出现恶心的感觉，大便不成形或比较黏，舌苔白腻或黄腻，脉濡数。治当利湿清热，方选三仁汤加减。药用苦杏仁、半夏、飞滑石、生薏苡仁、白通草、白蔻仁、竹叶、厚朴等。

4. 气虚发热

本类型发热的热度有可能很高，也有可能较低，经常在过度疲劳以后出现或者症状加重，感觉全身没有力气，容易感到劳累，不想说话，稍活动就容易出汗，容易感冒，食欲缺乏，大便不成形，舌质淡，苔薄白，脉细弱。治当益气健脾、甘温除热，方选补中益气汤加减。药用黄芪、人参、白术、当归、陈皮、升麻、柴胡、甘草等。

5.血虚发热

本类型发热的热度一般不高，伴随头晕，视物昏花，容易感觉疲倦，乏力，自觉心慌，面色苍白，唇甲色较淡，舌质淡，脉细弱。治当益气养血，方选归脾汤加减。药用白术、人参、黄芪、当归、甘草、茯苓、远志、酸枣仁、木香、龙眼肉、生姜、大枣等。

6.阴虚发热

此类型发热一般在下午定时出现，或者在晚上发热，不想穿衣，穿衣感觉燥热，双手双足心有烘热感，情绪烦躁不安，睡眠时间较少，睡眠时容易出汗，容易口渴，喉咙发干，舌质红，或有裂纹，苔少甚至无苔，脉细数。治当滋阴清热为主，方选清骨散加减。药用银柴胡、胡黄连、秦艽、鳖甲、地骨皮、青蒿、知母、甘草等。

7.阳虚发热

此类型虽然发热但是仍想用被子、衣服裹住自己，怕冷，说话有气无力，甚至不想说话，头昏欲寐，腰腿酸痛不适，食欲缺乏，大便不成形，舌质淡胖，或有齿痕，苔白润，脉沉细无力。治当温补阳气、引火归原，方选金匮肾气丸加减。药用地黄、山茱萸、山药、泽泻、茯苓、牡丹皮、桂枝、附子等。

【治疗验案】

张某，女，60岁，2017年9月就诊。

主诉：自觉发热半月余。患者因近期疲劳，工作繁重，半个月前自觉发热但欲近衣，自测体温在正常范围，面色萎黄，气短神疲乏力，纳少，易感冒，长期服用六味地黄丸，然效果不明显。舌淡红苔薄，脉沉细无力。中医诊断：内伤发热—气虚发热；西医诊断：发热。组方：

党参 15 g，黄芪 15 g，陈皮 10 g，当归 10 g，鸡内金 15 g，升麻 10 g，柴胡 10 g，白术 15 g，神曲 30 g，炒麦芽 30 g，炒山楂 30 g，木香 10 g，砂仁 6 g，炙甘草 6 g。7 剂，水煎服，每日 1 剂，早晚分服。二诊时患者基本无自觉发热，纳食较前稍改善，前方继服 7 剂痊愈。

按语：患者因脾气虚，清阳下陷，升降失调，脾湿下流，抑遏源于下焦之相火，则能迫使其由原本能生气之少火，变为耗损元气的壮火。气虚下陷、阳气内郁，故自觉发热，然热象不显。遵从李东垣甘温除大热之法，用补中益气汤升举下陷之阳，使清阳上升，阳气外达。加用神曲、炒麦芽、炒山楂、鸡内金健胃消食，木香、砂仁行气化湿，可获良效。

（十五）咽痛

咽痛，多指咽喉部（鼻咽、口咽、下咽）任何部位的疼痛及不适。咽痛在临床上有急性和慢性之分，老年患者最常见的为慢性咽痛，包含西医学中的急慢性咽喉炎等。

【病因病机】

咽痛多由感受外邪、起居不慎、冷热失调、肺卫不固，风热邪毒乘虚入侵，从口鼻直袭咽喉，内伤于肺，相搏不去，壅结咽喉而发，或因五劳过极，起居失调，房劳过度，饮食不节等耗伤阴血，克伐元气，致肺肾亏损，津液不足，虚火上扰，循经上蒸，熏蒸咽喉而为病。其病位在咽，与肺、肾关系密切。发病有虚实之分，感受外邪者多病程短，发病急，属实证；肺肾亏损者多病程长，病来缓慢，属虚证。实证日久不愈可由急转慢，慢性期多属虚实夹杂及虚证，以脾肾气虚为主，可兼夹湿邪。

【临床症状】

本病急性期以咽喉疼痛，咽部红肿，喉底或有颗粒突起，喉核肿胀等为主要表现，慢性期以咽喉不适，微痛，有异物感，常有吭喀动作等为主要表现。

【辨证论治】

1. 急性期

（1）风热证：初起咽部干燥灼热，微痛，吞咽不利，其后疼痛加重，咽部有阻塞感。伴发热恶寒，头痛，咳嗽痰黄，苔薄白或微黄，脉浮数。治当清热解毒，利咽消肿。常用药物有金银花、连翘、荆芥、薄荷、桔梗、牛蒡子、射干、玄参、黄芩等。

（2）肺胃郁热证：主要表现为咽部疼痛逐渐加剧，痰多，吞咽困难，言语謇涩，咽喉梗塞感。伴高热，口干喜饮，头剧痛，痰黄黏稠，大便秘结，小便黄，舌红苔黄，脉数有力。治当清肺胃热，利咽消肿。常用药物有连翘、栀子、黄芩、薄荷、牛蒡子、防风、玄参、石膏、知母、金银花、大黄等。

（3）风寒证：本类型常咽喉疼痛不甚，红肿不明显，吞咽不顺。伴恶寒发热，无汗，头痛，周身酸楚，舌淡苔白，脉浮紧。治当散寒解表利咽。常用药物有荆芥、防风、紫苏叶、僵蚕、桔梗、牛蒡子、升麻、甘草等。

2. 慢性期

（1）肺阴虚证：主要表现为咽部不适，微痛，口鼻干燥，咽部有异物感。伴干咳少痰，盗汗，气短乏力，形体消瘦，舌红苔少，脉细数无力。治当养阴降火。常用药物有麦冬、沙参、桔梗、百合、玄参、薄荷、生地黄、法半夏、茯苓、厚朴、甘草等。

（2）肾阴虚证：主要表现为咽部干涩而痛，吞咽不利，朝轻暮重。伴腰酸膝软，耳鸣耳聋，失眠多梦，盗汗，手足心热，舌质红苔少，脉细数无力。治当养阴降火。常用药物有知母、黄柏、枸杞子、熟地黄、麦冬、牛膝、茯苓、青果、桔梗、玄参、甘草等。

（3）肾阳虚证：主要表现为咽部微红微痛，咽干不适，吞咽梗阻感。伴面色无华，倦怠乏力，动则气短，手足不温，食少便溏，小便清长，舌质淡，苔薄白，脉细弱。治当扶阳温肾，引火归原。常用药物有肉桂、炙附子、牛膝、熟地黄、山萸肉、枸杞子、泽泻、山药、茯苓、甘草等。

（4）阴血虚证：主要表现为咽部不适，微痛干痒。伴唇淡无华，头晕目眩，肢体麻木，形体消瘦，舌淡少苔，脉弱。治当补血润燥为主。常用药物有当归、白芍、川芎、熟地黄、何首乌、阿胶、麦冬、沙参、玄参等。

【治疗验案】

奚某，女，74 岁，2021 年 2 月就诊。

主诉：反复咽痛、咽部不适 2 年余，再发加重 1 个月。患者 2 年多来反复出现咽痛、咽部不适，1 个月前感受风寒，症状再次发作，自觉咽痛隐隐，不适感明显，时有恶寒发热、头痛等。经中西医治疗后诸证好转，唯余咽痛、咽部不适，时咳吐白色痰涎。患者二便调，舌质淡，苔白，脉缓滑。查体见咽喉红肿不明显，双侧扁桃体无肿大，咽后壁较多淋巴滤泡增生。中医诊断：咽痛，风寒凝结证；西医诊断：慢性咽炎。治拟散寒止痛，利咽消肿。组方：桂枝 10 g，半夏 10 g，荆芥 10 g，防风 10 g，细辛 3 g，陈皮 10 g，桔梗 10 g，炙甘草 6 g。7 剂，水煎服，每日 1 剂，早晚分服。

按语：患者老年女性，素体虚弱，复感风寒，凝结于咽喉，迁延不愈而发为本病，结合舌苔脉象，辨证属"风寒凝结证"。故治拟散寒止痛，利咽消肿。方中桂枝辛温散寒通阳，半夏辛温涤痰开结，荆芥、防风、细辛散寒解表，陈皮、桔梗消痰利咽，甘草甘平缓痛，并调和诸药，共奏散寒止痛、利咽消肿之功。

（十六）皮肤瘙痒

皮肤瘙痒是老年患者常见的一种临床症状，属于中医的"痒风""风瘙痒"等范畴。根据疾病的不同，可能同时伴随脱屑、红肿、皮损等，西医荨麻疹、皮炎、湿疹、风疹等皮肤病多有皮肤瘙痒的表现。

【病因病机】

皮肤瘙痒病因多样，有虚实之分。老年患者患病日久、年老体弱，气血亏虚，风邪乘虚外袭，血虚生风，肌肤失养，而发为瘙痒；或血热内蕴，外邪侵袭，致血热生风而痒；或饮食不节，嗜食辛辣，损伤脾胃，湿热内生，日久化热生风，郁于肌肤而痒；或由情志内伤，五志化火，血热内蕴，化热动风而痒。

【临床症状】

不同程度的皮肤瘙痒是本病的主要临床症状，可同时伴或不伴有脱屑、红肿、皮损，以及搔抓引起的表皮剥脱或血痂等。

【辨证论治】

1.血虚风燥证

此类型是老年患者中最多见的，主要表现为病程较长，皮肤干燥瘙痒，血痕累累，伴头晕眼花、两目干涩、失眠多梦等，舌红少苔，脉细数。治当养血平肝、祛风止痒，方选当归饮子加减。药用当归、生地黄、白芍、川芎、何首乌、荆芥、防风、白蒺藜、黄芪、生甘草等。

2. 风热血热证

主要表现为皮肤瘙痒，遇热或饮酒后加重，搔破后血痕累累，伴心烦、口渴，小便黄，大便干，舌质红，苔薄黄，脉浮数或弦数。治当清热凉血、疏风止痒，选方消风散加减。药用当归、生地黄、防风、蝉蜕、知母、苦参、胡麻仁、荆芥、苍术、牛蒡子、石膏、甘草、木通等。

3. 血瘀生风证

主要表现为皮肤瘙痒，色素沉着，患处颜色暗淡，或见瘀点瘀斑，皮肤干燥粗糙等，一般舌质紫暗，脉涩滞。治当活血化瘀、消风止痒为主，方选桃红四物汤加减。药用当归、熟地黄、川芎、白芍、桃仁、红花等。

4. 湿热内蕴证

主要表现为皮肤瘙痒不止，抓破后渗液结痂，或外阴肛周皮肤潮湿瘙痒，伴口干口苦，胸部满闷，食欲缺乏，小便黄，舌红苔黄腻，脉滑数。治当清热利湿止痒为主，方选龙胆泻肝汤加减。药用龙胆草、栀子、黄芩、木通、泽泻、车前子、柴胡、甘草、当归、生地黄等。

除以上口服中药外，皮损搔抓后渗液结痂、局部潮湿瘙痒，还可常用苦参、茵陈、马齿苋、蒲公英、紫花地丁、黄柏、蛇床子等药物煎汤外洗，亦可选用复方黄柏液涂剂、皮肤康洗液等。皮损干燥瘙痒、肥厚、苔藓样变，可用大皂角、苍术、杏仁、桃仁、当归、地肤子、白鲜皮等药物煎汤外洗。

【治疗验案】

赵某，女，55岁，2021年11月就诊。

主诉：皮肤瘙痒2年。患者2年来全身皮肤瘙痒，情绪变化时瘙痒明显，皮色正常或微红，干燥，有鳞屑，搔抓后可见条索状血痕，以后背、腰部、双下肢症状较重。曾口服抗过敏药物和外用激素药膏治疗，效果欠佳。化验检查均正常。平时工作紧张或情绪波动时，瘙痒加重，同时伴心烦易怒，时有夜不能寐，大便干结，小便黄赤，舌红苔薄黄，脉弦数。中医诊断：风瘙痒，肝郁血虚证；西医诊断：皮肤瘙痒症。组方：柴胡15 g，当归15 g，川芎10 g，赤芍10 g，红花10 g，黄连6 g，首乌藤15 g，酸枣仁15 g，荆芥10 g，防风10 g，刺蒺藜10 g，黄芪10 g，甘草6 g。7剂，水煎服，每日1剂，早晚分服。

按语：本病例瘙痒日久，原因为肝郁气滞，气滞日久，郁而化热，热邪入营，耗伤营血，血虚风燥；营血亏虚，肌肤失养，故皮肤干燥脱屑；肝火上炎，内扰心神，出现夜寐欠安，烦躁易怒。以柴胡疏肝散合当归饮子为基础方，并重用柴胡，以疏肝解郁；当归、赤芍、川芎、红花等养血活血；荆芥、防风、刺蒺藜等祛风止痒；黄连清热解毒；酸枣仁、首乌藤解郁安神，有助睡眠；少许黄芪补气，既可防止祛风伤正，又可达到益气活血功效；甘草调和诸药。诸药合用，共奏疏肝理气、养血润燥、消风止痒、安神助眠之功。

（十七）尿频

老年患者临床上常出现尿失禁、夜尿频多等症状，多与慢性前列腺疾病、膀胱过度活动、泌尿系统慢性炎症等相关。尿频严重者可影响正常生活及睡眠。中医药治疗缓解该症状效果较好。

【病因病机】

湿热之邪蕴结下焦，或先天肾气不足，或后天失调、脾气虚弱均可导致本病。湿热下注，膀胱气化失常，则尿出不畅而为尿频。脾肾气虚，中气下陷，下元不固，气不化水，则小便频数或淋沥不畅。本病病位在膀胱，与脾、肾关系密切。其中湿热下注者多病程短，发病急，属实证；脾肾气虚者病程长，病来缓慢，属虚证。本病初期多以实证居多，若久病或失治误治，迁延不愈，则易损伤脾肾之气化功能，转变为虚实夹杂或虚证。老年患者临床上多以虚证或虚实夹杂较为常见。

【临床症状】

尿频是以排尿次数增多为主要临床表现的病症，正常成人白天平均排尿 4~6 次，夜间就寝后 0~2 次；婴儿昼夜排尿 20~30 次。如排尿次数明显增多，超过了上述范围，即为尿频。

【辨证论治】

1.膀胱湿热证

症见小便频数，尿急尿痛，尿道灼热感，小便短黄浑浊，口干而黏，小腹胀满，大便秘结，或见发热恶寒，舌红苔黄腻，脉滑数。治当清热利湿，泌浊通淋。方选清热通淋汤加减，药用黄柏、连翘、蒲公英、石韦、冬葵子、瞿麦、萹蓄、滑石、车前子、金钱草、海金沙、鸡内金、芍药、甘草、灯心草、王不留行、大黄、栀子、牛膝等。

2.肾阴亏虚证

症见尿频而短黄，伴眩晕耳鸣，咽干口燥，颧红唇赤，虚烦不寐，腰膝酸软，骨蒸劳热，五心烦热，盗汗，大便硬结，舌红苔少，脉细数。

治以滋阴补肾，缩尿固肾。方选补肾缩尿汤加减，药用熟地黄、山药、山萸肉、枸杞子、龙眼肉、补骨脂、五味子、杜仲、菟丝子、鹿角胶、茯苓、海螵蛸、益智仁、覆盆子、芡实等。

3.肾气不固证

症见尿频而清长，或兼尿遗失禁，伴面色㿠白，头晕耳鸣，气短喘逆，腰膝无力，四肢不温，舌质淡胖，苔薄白，脉沉细弱。治以温肾益气，涩尿止遗。方选温肾涩尿汤加减，药用附子、肉桂、生地黄、熟地黄、山药、龙眼肉、黄芪、灵芝、山萸肉、牡丹皮、益智仁、桑螵蛸、五味子、肉豆蔻、党参、杜仲、炙甘草等。

【治疗验案】

冯某，男，60岁，2021年2月就诊。

主诉：尿频尿急1个月余。患者1个月前无明显诱因出现尿频尿急，淋漓不尽，尿道时有涩痛感，尿呈黄色，质清，余无不适，尿常规提示白细胞、白细胞酯酶、细菌均明显异常。纳食可，夜寐安，大便正常。舌质红，舌苔薄白，脉数。既往无其他慢性病史。中医诊断：尿频，膀胱湿热证；西医诊断：泌尿道感染。治拟清热利尿通淋。组方：瞿麦10 g，萹蓄15 g，粉萆薢10 g，盐车前子10 g，桑螵蛸10 g，覆盆子10 g，益智仁15 g，白茅根10 g。7剂，口服，每日2次。

按语：本例患者为中老年男性，以尿频为主症，结合实验室检查，"泌尿道感染"诊断明确。患者平素饮食不节，嗜食肥甘厚腻，致湿热蕴结下焦，膀胱气化不利，发为本病，结合患者舌苔、脉象，辨证为膀胱湿热证。故治拟清热利尿通淋，方中瞿麦清热降火，利尿通淋，萹蓄、萆薢、车前子助君药清热利湿，通淋利窍，桑螵蛸、覆盆子、益智仁补肾益精，助肾固涩之功，白茅根清热利尿，共奏清热利湿通淋之功。

（十八）耳鸣

耳鸣是指在耳部或头内感到的一种嗡鸣的声音，他人无法感知，只有自己能听见。有时候声音较大，如雷声，持续时间长，有时候声音较小，如蜂鸣，持续时间短。中医药及针灸治疗在该病治疗方面经验丰富。

【病因病机】

耳鸣的病因病机同样可分为虚实两个方面。实证方面，一为平素脾气较差，容易生气的人，肝气较旺，上冲于头，导致耳鸣。病久肝气容易化火，形成肝火，肝火扰动耳窍，同样会导致耳鸣。二者，外感风邪，风邪属于阳邪，所谓阳邪容易侵犯阳位，风邪侵袭耳窍也会引起耳鸣的症状。三者，体型肥胖者，或者平时喜食肥腻肉食的人，容易在体内产生痰湿，痰湿久停，化火化热，也会引起耳鸣。虚证方面，一是肾的亏虚，肾开窍于耳，肾的经络循行于耳，所以肾和耳关系十分密切，如果肾脏不足，不能上养于耳，无论是肾气、肾阳还是肾阴虚，都会导致耳鸣的产生。二是脾胃亏虚，脾胃主运化，若脾胃亏虚，对饮食的消化功能失调，人体就会缺乏能量供给，自然会导致耳鸣的产生。

【临床症状】

本病的主要临床症状为持续或断续地听到耳边鸣叫，且在没有外界环境声音干扰的前提下出现，伴或不伴有听力的下降。

【辨证论治】

1. 风热侵袭证

此类型耳鸣初起时多有感冒等，起病较急。主要表现为自觉耳中作胀，有阻塞感，听力下降而自声增强。局部检查可见耳膜轻度潮红及内陷，多伴头痛，恶寒，发热，口干等。脉多浮大，舌苔薄白或薄黄。治当疏风解表，清热利窍为主。常用药物有金银花、连翘、薄荷、荆芥、牛蒡子、竹叶、芦根、菊花、桑白皮、桔梗、蔓荆子、升麻、石菖蒲等，或用针灸治疗，取上星、迎香、合谷等穴。

2. 肝火上扰证

主要表现为耳鸣声音很大，像海潮或打雷的声音一样。生气以后耳鸣加重，兼有耳胀耳痛；或有头痛眩晕，目红面赤，口苦咽干；或夜寐不安，烦躁不宁；或有两侧胸部疼痛不适，大便秘结，小便黄，舌红苔黄，脉弦数有力。治当清肝泄热。常用药物有龙胆、栀子、黄芩、柴胡、泽泻等。

3. 痰火郁结证

主要表现为耳鸣如蝉，时有耳朵闷堵，听声音发闷，头昏头重，有时候也会感觉胸部有压迫感，发闷不畅，口苦或淡而无味，二便不畅，舌红苔黄腻，脉弦滑。治当清热化痰，解郁利窍。常用药物有法半夏、茯苓、陈皮、黄连、瓜蒌仁、胆南星等。

4. 肾精亏损证

主要表现为耳鸣，持续时间很长，晚上休息的时候感觉耳鸣会加重，导致心情烦躁，引起入睡困难，听力下降，有时候会伴随头晕，视物旋转，腰腿部酸痛不适，多梦遗精，舌质红苔少，脉细弱或细数。

治当补肾益精为主。常用药物有熟地黄、山药、山萸肉、牡丹皮、泽泻、茯苓、五味子、磁石等。

5.脾胃虚弱证

主要表现为耳鸣在活动或者劳累以后加重，或在蹲下站起时较甚，伴随精神不佳，感觉容易疲惫，纳少，腹胀，大便不成形，面色泛黄，唇舌淡红，苔薄白等。治当补益脾胃。常用药物有党参、黄芪、白术、当归、升麻、葛根等。

【治疗验案】

张某，女，68岁，2021年4月就诊。

主诉：双耳耳鸣伴听力减退2周。患者自述近2周双耳听力明显减退伴双耳持续性耳鸣，时有耳鸣如雷鸣，未见明显耳痛、耳流脓，于外院行耳内镜检查示：双耳鼓膜完整，鼓膜内陷，标志欠清。听力检查示：双耳重度感音神经性聋，诊断为"突发性聋"。予改善微循环、营养神经治疗，耳鸣略有减轻，但听力无好转，遂求诊于中医。刻诊：头晕，目赤且自觉干涩不舒，平素工作压力较大，情绪急躁焦虑，眠差，夜间易醒，腰酸，腰痛，溲黄便干，舌暗苔黄厚腻，脉弦滑。中医诊断：耳鸣，肝郁肾虚，痰瘀阻滞证；西医诊断：耳鸣，耳聋。组成：柴胡10ɡ，生黄芩10ɡ，茵陈20ɡ，木贼6ɡ，茺蔚子10ɡ，生地黄20ɡ，山萸肉10ɡ，石菖蒲10ɡ，葛根30ɡ，牡丹皮10ɡ。7剂，口服，每日2次。

按语：本案观之，少阳气郁则脉弦，肝胆疏泄不利，三焦通道阻塞，痰瘀之邪上蒙则听力减退，郁火循经上扰则伴高音调耳鸣，故以柴胡、黄芩开少阳之火郁，解肝气之郁结，畅三焦之道路。因无胃逆及中虚见证，故去生姜、半夏之辛温及人参、大枣、甘草之壅滞甘温。目赤干涩为风热上攻，肝在窍为目，肝经风热，风火相煽，更助少阳之火上扰耳窍，故以木贼疏散肝经风热；生地黄、山萸肉补肾精，茵陈利湿热，葛根、石菖蒲、牡丹皮、茺蔚子化痰活血通络。合用则少阳火郁、肝经风热、肝胆湿热、痰瘀痹阻之邪可除，肾精得以填充。

（十九）中风

中医所言中风，类似于西医所说的脑血管意外。其主要临床表现包括突然意识丧失倒地，一侧头面部或者半身麻木，失去感觉，嘴巴歪斜，舌头也会跟着歪向一侧，说话不流利，吐字不清，甚至严重者难以说话。中风属于急性病，较为严重，若发现上述症状，应及时就医。

【病因病机】

1. 年龄因素

随着年龄的增长，我们的身体会逐渐衰老，人体的各个功能就会减退，人体的气血就开始亏虚、不足，运行也没有年轻时流畅，此时就容易产生瘀血或者痰浊等不正常的产物并阻滞脑络，从而导致中风。

2. 劳倦因素

现代人工作压力比较大，熬夜加班是很平常的事情。而劳倦是很伤形体与阴津的事情，就是所谓的劳形。人体内阴阳本来是平衡的，如果阴液亏耗不足，就会导致体内阳的部分比较活跃，诸脏之阳中，又数肝阳最活跃。中医古籍有言"诸风掉眩，皆属于肝"，肝阳活跃就容易产生中风的表现。

3. 饮食因素

现代人除了生活压力大外，还有一个特点就是饮食结构失衡，饥饱不调，导致容易产生痰湿或火热，这些不正常的病理产物就会导致中风。

4. 情绪因素

上文提及，中风与肝关系比较密切，而情志与肝又有着密不可分的关系。肝在中医里与血液的运行也有密切关系，如"人卧则血归于肝""肝以血为体，以气为用"，肝失疏泄，血液的运行也会随之产生问题。气血运行失常，导致脑部供给失调，就会产生中风。

【临床症状】

中风的主症为神昏、半身不遂、言语謇涩或不语、口舌歪斜、偏身麻木。可伴见头痛、眩晕、呕吐、二便失禁或不通、烦躁、抽搐、痰多、呃逆等。本病发病前常有先兆症状，如素有眩晕、头痛、耳鸣，突然出现一过性言语不利或肢体麻木，需警惕中风的发生。

【辨证论治】

中风有中经络和中脏腑之分。中经络的患者一般没有意识的丧失，精神尚可，中脏腑的患者则伴随意识不清，倒地不醒。

1. 中经络

（1）风痰瘀血，痹阻脉络：本类型除有中风表现外，还伴随痰和瘀血的症状，如出现头昏，视物旋转，或皮肤上出现紫斑、紫点，舌质暗淡，舌苔薄白或白腻，脉弦滑等。治当活血化瘀、化痰通络，方选桃红四物汤合涤痰汤加减。药用桃仁、红花、当归、川芎、熟地黄、白芍、胆南星、半夏、枳实、茯苓、橘红、石菖蒲、人参、竹茹、甘草等。

（2）肝阳暴亢，风火上扰：除中风表现外，还伴随头痛不适，面部及耳朵发红，就像发怒一样，咽干口苦，心情烦躁，容易发怒，小便颜色比较深，大便比较干燥，舌质红或红绛，脉弦有力。治当平肝息风、清热活血、补益肝肾，方选天麻钩藤饮加减。药用天麻、钩藤、生石决明、川牛膝、益母草、黄芩、栀子、杜仲、桑寄生、朱茯神、首乌藤等。

（3）痰热腑实，风痰上扰：本类型除上述中风症状外，还可伴有腹部发胀，大便较干燥，排出比较困难，头昏、头晕，视物旋转，咳痰或痰多，舌质暗红或暗淡，苔黄或黄腻，脉弦滑或偏瘫侧脉弦滑而大。治当通腑化痰，方选大承气汤加味。药用大黄、芒硝、枳实、厚朴等。

（4）气虚血瘀：本类型除上述症状外，还可伴见气短乏力、心悸、自汗、便溏等，手足肿胀，舌质暗淡，舌苔薄白或白腻，脉沉细、细缓或细弦。治当益气活血、扶正祛邪，方选补阳还五汤加减。药用生黄芪、当归尾、赤芍、川芎、桃仁、红花、地龙等。

（5）肝阳上亢：本类型除中风表现外，还有心情烦躁，失眠，感觉头晕不适，耳鸣，手足心热等表现，舌质红绛或暗红，少苔或无苔，脉细弦或细弦数。治当滋养肝肾、潜阳息风，方选镇肝熄风汤加减。药用生龙骨、生牡蛎、代赭石、白芍、天冬、玄参、龟甲、怀牛膝、川楝子、茵陈、麦芽、甘草等。

2. 中脏腑

（1）痰热内闭清窍（阳闭）：本类型发病比较快，发病时可能突然出现意识丧失而倒地，半身不能活动，甚至能听见鼻中有鼾声，喉咙里有痰鸣声，严重者可能出现四肢肢体抽搐，或者说胡话，有的人会出现手足冰凉的表现，偶见呕血，舌质红绛，舌苔黄腻或干腻，脉弦滑数。治当清热化痰、醒神开窍，方用羚角钩藤汤配合灌服或鼻饲安宫牛黄丸。药用羚羊角粉、菊花、夏枯草、蝉蜕、柴胡、薄荷、生石决明、龟甲、白芍、生地黄、牡丹皮、大枣等。

（2）痰湿蒙塞心神（阴闭）：除中风症状外，还可见四肢瘫软、无力，和阳闭的肢体僵直相反，同时四肢发凉，面色发白，嘴唇发紫发暗，喉中痰多，舌质暗淡，舌苔白腻，脉沉滑或沉缓。治当温阳化痰、醒神开窍，方选涤痰汤配合灌服或鼻饲苏合香丸加减。药用制胆南星、制半夏、橘红、枳实、茯苓、石菖蒲、竹茹、人参、甘草、生姜、大枣等。

（3）元气败脱，神明散乱（脱证）：本类型除中风症状外，伴见四肢柔软不僵硬，全身冷汗，严重者全身湿冷，大小便不受控制，舌头蜷缩，吐出困难，舌质紫暗，苔白腻，脉沉缓、沉微。治当益气回阳固脱，方选参附汤。药用人参、附子、生姜等。

【治疗验案】

原某，男，70 岁，2020 年 10 月就诊。

主诉：左侧肢体乏力、麻木，伴言语欠清 2 天。就诊时患者言语不清，左侧肢体麻木无力，面色萎黄，胃纳尚可，夜寐可，小便频数，大便秘结，3 日一行，舌暗淡，苔薄白，脉缓无力。曾于外院查头颅 MR 示：左侧额叶及桥脑右侧新发腔隙性梗死灶。患者既往"脑梗死""非胰岛素依赖型糖尿病""高血压病"病史。中医诊断：中风病，气虚血瘀证；西医诊断：脑梗死。组方：生黄芪 120 g，陈皮 10 g，桃仁 6 g，红花 6 g，川芎 10 g，赤芍 10 g，当归尾 6 g，胆南星 10 g，僵蚕 15 g，生白术 60 g，怀山药 15 g，苍术 10 g，玄参 15 g，水蛭 6 g，大黄 10 g。14 剂，每日 2 次，早晚分服。

按语：本案为脑梗死患者。观其面色萎黄，左侧肢软无力，舌暗淡，苔薄白，脉缓无力，皆为气虚血瘀的临床表现，因此主要从补气、活血、通络等方面入手治疗，补阳还五汤出自王清任，其言"此方治半身不遂，口眼㖞斜，语言謇涩，口角流涎，下肢痿废，小便频数，遗尿不禁"。方中重用生黄芪为君药，补益元气，意在气旺则血行，祛瘀通络，当归尾活血通络而不伤血，僵蚕、水蛭、赤芍、川芎、桃仁、红花协同当归尾以活血祛瘀，陈皮、生白术、怀山药、苍术益气健脾，旨在顾护后天之本，资养气血。患者言语不利，加胆南星化痰开窍，以玄参、大黄通便。

（二十）口苦

口苦是指患者未进食苦味食物或药物，而自觉口中有苦味的症状。临床以口苦为主诉的病例主要包括持续性口苦和晨起口苦。

【病因病机】

口苦的病机也有虚实之分。实者多因肝胆热盛、心火上炎等所致，虚者则由脾、胃、肾等脏腑不足所致。在中医看来，情志是口苦十分关键的致病因素。现代人工作压力过大，容易导致情绪不畅。心主神明，掌管情志，同时，心在五味中属苦，因此，情绪不调导致心火亢盛者可见口苦的表现。此外，情志与肝胆关系同样密切，肝气不疏，郁而化火，郁热作苦。脾肾亏虚，肝血不足，疏泄失调，亦可发为口苦，如《景岳全书》中云"脾虚，则肝胆邪溢而为苦"。

【临床症状】

口苦以持续性或间断性自觉口中有苦味为主要临床表现，可伴有口干舌燥、胁肋胀痛、情志急躁或抑郁、食纳欠佳等表现。

【辨证论治】

1. 胆腑热盛证

主要表现为口中常常有苦味，常伴见喉咙发干、视物旋转、胸部胀满不舒、脉弦等症。治当疏肝利胆，方选黄连温胆汤加减。药用黄连、半夏、竹茹、枳实、陈皮、茯苓、甘草等。

2. 肝火炽盛证

主要表现为口中苦味，常同时见心情烦躁，容易生气，感觉胸部发闷、头晕、头痛、目赤、舌红、脉弦数等症。治当疏肝泻火，方选龙胆泻肝汤或丹栀逍遥散加减。药用栀子、牡丹皮、黄芩、柴胡、生地黄、车前子、泽泻、木通、甘草、当归、白芍等。

3. 心火亢盛证

主要表现为口中感觉泛苦，同时伴有心烦，睡眠不好，有口舌生疮表现，一般小便颜色比较深，舌红苔黄、脉数。治当清肝泻心，方选泻心汤合凉膈散加减。药用黄连、黄芩、大黄、芒硝、栀子、甘草、薄荷、竹叶等。

4. 胃气上逆证

主要表现为除了口中有苦味以外，还常常伴有反酸，有时候会伴见恶心呕吐，呕吐后口中苦味加重，苦味中伴有酸味，同时感觉腹部发胀不舒服，食欲下降，纳差。治当平胃降逆，方选黄连黄芩汤加减。药用黄连、黄芩、郁金、淡豆豉等。

5. 肾阴虚证

主要表现为除了口中有苦味以外，还可伴见咸味，同时感觉口中口水较黏、腰腿部酸痛不适、耳鸣、睡眠不好，容易在下午定时发热、容易出汗，体型比较瘦小、舌红少津、脉细数。治当养阴益肾，方选保阴煎加减。药用生地黄、熟地黄、芍药、山药、续断、黄芩、黄柏、甘草等。

6.脾胃阳虚证

多表现为晨起口苦，白天活动后症状减轻或消失，常常感觉腹部疼痛隐隐，持续时间较长，常有腹部发凉的感觉，食欲较差，不欲进食，大便不成形，舌淡、脉细弱。治当扶阳益胃、理气健脾，方选附子理中汤加减。药用附子、人参、白术、甘草、干姜等。

【治疗验案】

马某，男，65 岁，2020 年 7 月就诊。

主诉：口苦反复发作 2 个月余。患者诉口苦 2 个月余，无反酸嗳气，无恶心呕吐，无头痛头晕，曾查胃镜、腹部 B 超等均未见明显异常，近期无饮食偏嗜，二便调。刻下患者诉口苦，晨起明显，平素性情急躁，易心烦，容易生气，余无特殊不适，纳食可，夜寐安，二便调，舌质淡，舌尖微红，苔薄，脉弦。中医诊断：口苦，心肝火旺证；西医诊断：口苦。

组方：黄芩 15 g，淡竹叶 10 g，丹参 15 g，柴胡 15 g，川楝子 10 g，防风 10 g，白术 20 g，白芍 15 g，薄荷 6 g，蒲公英 20 g，车前草 15 g，泽泻 10 g。7 剂，水煎服，每日 1 剂，早晚分服。

按语：本例患者以口苦为主要表现，平素性情急躁，易心烦发怒，舌尖红，辨证当属心肝火旺，治以清肝泻心降火。方中黄芩苦寒清肝，佐以淡竹叶入心经，为泻心之品，取"实则泻其子"之义，丹参入心肝二经，清肝泻心，功可两用。柴胡、川楝子、薄荷清疏肝气。防风、白芍、白术取培土泄木之意，此乃医圣张仲景在《金匮要略》中所云"见肝之病，知肝传脾，当先实脾"之意，且老年患者治疗上本就应注意顾护脾胃。其中白芍酸甘，有柔肝之功，防风可升提脾气，车前草、泽泻，咸润达下，循导赤之旨，清肝泻心有道可行。蒲公英可入肝胃二经，其气甚平，既能泻火，又不损土。

（二十一）痰证

《诸病源候论·痰候》中有云："痰者，水饮停积胸膈之间，结聚痰也。"痰既是疾病过程中产生的病理产物，又是一种致病因素。痰邪往往随气运行，无处不到，致病范围广泛。故有"痰为百病之母""百病皆由痰作祟"之说。痰作为人体水液代谢障碍所形成的病理产物，其质地稠厚，上至巅顶，下至涌泉，随气升降，周身内外皆到，五脏六腑俱有，具有阻滞气血运行、影响水液代谢、易于蒙蔽心窍、致病广泛、变化多端等致病特点。痰证是痰在体内生成与积蓄所形成的一种中医证候。《临证指南医案》曰："痰乃饮食所化。"痰液的产生多与肺、脾、肝、肾、三焦密切相关，故凡是与津液代谢相关的脏腑功能失调以及对津液代谢产生影响的致病因素，都可以导致气化不利，水液代谢障碍，聚湿成痰而表现为痰证。

【病因病机】

1.外感六淫

肺为娇脏，外合皮毛，易感受外邪，肺主宣发肃降，为水之上源，肺失宣降，水道不利，津液输布失司，则聚水成痰饮。如外感寒邪壅肺，肺气失宣，津液不布；同时寒凝气滞，血行不畅，久郁致痰；外感暑湿内伤，内外湿邪相合，阻碍气机，进而加重湿痰，日久导致各种痰证的发生。燥邪易伤肺，易炼津为痰，痰源于燥化，凝滞难除，阻碍气机等。

2.饮食失宜

"饮食过饱则伤脾，脾伤则气馁，气馁则湿停，湿停则痰生矣，痰邪困脾，致物不正化。"脾为制水之脏，生痰之源，主运化水液。饮食不节，暴饮暴食或嗜食肥甘厚腻之品，或因劳逸失度，脾失健运，水液代谢障碍，水湿内生，可凝聚成痰。

3.内伤七情

肝主疏泄，调节一身气机。肝失舒达，气机阻碍，水湿停聚而致痰浊内生；或因七情久郁化火，灼伤阴液，阴虚则虚火不降而独亢，炼液为痰，多表现为与精神异常相关的疾病，其病情变幻多端。

4.禀赋不足或劳逸失调

素体阳气虚弱，肾阳不足，水液不得蒸化，停而化生痰饮；或因酒色失度，耗伤肾精，肾虚相火灼金，津液耗伤，炼液为痰。

5.体质因素

朱震亨提出"肥人多痰湿之体"，痰湿体质为水液内停及痰湿凝聚提供病理基础，以黏滞重浊为特征。临床多表现为体型偏胖，腹部肥满，胸闷痰黏，容易乏力，身重如裹，口黏苔腻，不耐湿润等。

【临床症状】

痰证可分为有形之痰和无形之痰两种。有形之痰是指视之可见，闻之有声，或触之可及之痰，临床表现为咳嗽吐痰、喉中痰鸣、痰核等。无形之痰是指只见其征象，不见其形质之痰，如临床上常见的眩晕、癫狂等，往往祛痰药物治疗可有效。

痰证根据痰邪停滞的部位不同，往往也可有不同的临床表现。如痰阻于肺则咳喘痰多；痰蒙心窍则见昏厥、癫痫；痰蒙清阳则有头痛、眩晕；痰扰心神则见失眠多梦；肝风夹痰则表现为中风、惊厥；痰阻经络则有肢体麻木、半身不遂、口眼喝斜等；痰火互结可见瘰疬、瘿瘤；痰凝肌肉、流注骨节，则见阴疽、流注等。另外，中医还根据痰邪性质的不同将痰证分为寒痰、风痰、热痰、湿痰及燥痰等多种证型来加以论治，各证型除痰证症状外还可兼见寒象、热象、湿象等不同表现。

【辨证论治】

1. 寒痰

寒痰多由寒邪犯肺引起，临床主要表现为痰多色白，质稀，恶寒，平素喜热饮，舌苔薄白或腻。治当温化寒痰，方选小青龙汤加减。药用细辛、半夏、甘草、五味子、干姜、桂枝、麻黄、芍药等。

2. 风痰

风痰由感受风邪所致，症见初期时痰色白质稀，病久化热后可转变为黄黏痰，伴咽痒，遇风或外界刺激加重，一般苔白或薄黄。治当祛风化痰为主，方选杏苏散加减。药用半夏、陈皮、前胡、枳壳、桔梗、茯苓、甘草等。

3. 热痰

热痰多由外感热邪，或感受寒邪、风邪入里后化热所致，多伴见汗出，喜冷饮，痰一般色黄，质黏腻，舌红，苔黄腻。治当清热化痰，方选泻白散加减。药用桑白皮、地骨皮、甘草、粳米等。

4. 湿痰

湿痰多由外感湿邪（久居湿地、涉水冒雨等），或肺脾功能失调，或饮食不节而内生痰湿所致。临床主要表现为痰色白，质稀，量多，可兼见身重、脘痞或便溏等症状。一般舌淡，苔白腻，脉滑。治当化痰利湿，配合宣肺理气健脾等，方选二陈汤加减。药用半夏、陈皮、茯苓、甘草、乌梅、生姜等。

5. 燥痰

燥痰多由燥邪侵肺所致，临床上多表现为痰黏难咳或带有血丝，兼口鼻咽燥等，一般舌苔薄黄或干裂。治当润肺化痰，方选清燥救肺汤加减。药用人参、甘草、枇杷、石膏、阿胶、杏仁、麦冬、胡麻仁、桑叶等。

【治疗验案】

验案一（有形之痰）：卢某，女，75岁，2021年8月就诊。

主诉：反复咳嗽咳痰1个月余。患者1个月余前受凉后出现咳嗽咳痰反复，痰量多，色白，质清稀，无咯血或痰中带血，平素恶风，形寒怕冷，手足尤甚，时有咽干口干，纳食一般，反酸嗳气，胃脘部时有嘈杂感，进食后症状加重。二便尚调，夜寐一般。舌质淡，苔白，脉沉细。既往"慢性浅表性胃炎""高血压""食管癌术后"等病史。

中医诊断：痰证，寒痰证；西医诊断：咳嗽。治以温化寒痰，益气固表。

组方：炙黄芪30 g，麸炒白术10 g，炒防风10 g，蜜麻黄6 g，桔梗6 g，川贝母6 g，党参10 g，茯苓15 g，砂仁3 g，细辛3 g，肉桂5 g，桂枝10 g，炒白芍10 g，丹参10 g，川芎10 g，干姜3 g，炙甘草4 g，醋五味子10 g。14剂，水煎服，每日1剂，早晚分服。

按语：本例患者年老，脾肾阳虚，加之外感风寒，正气亏虚，不能祛邪外出，故反复咳嗽，迁延不愈。咳嗽1个月余，肺气已损，肺失宣发肃降，水液代谢失常，聚湿成痰，阳虚水饮不化而痰液清稀，发为本病。故治当温化寒痰、益气固表。全方以小青龙汤、四君子汤、玉屏风散加减。患者平素体虚，不耐寒热，外感邪气，肺气失宣而咳。本方以四君子汤、玉屏风散补益肺脾之气，小青龙汤加减以解表散寒，温肺化饮。麻黄、桂枝、防风发汗解表，干姜、细辛温肺化饮，并可协助麻黄、桂枝解表祛邪；砂仁、肉桂温阳散寒；五味子、白芍酸甘化阴，敛肺止咳、和营养血；党参、茯苓健脾益气；丹参、川芎活血行气散瘀，"治风先治血，血行风自灭"；川贝母止咳化痰，桔梗宣肺止咳利咽，炙甘草益气和中，调和辛散酸收之性。

验案二（无形之痰）：陈某，女，70 岁，2019 年 5 月就诊。

主诉：头晕伴一过性昏仆间作 3 个月。患者近 3 个月来无明显诱因突发头晕昏仆，伴短暂性意识丧失，3 个月来共计发生 3 次，醒后如常人，无口眼㖞斜，无二便失禁等，饮食睡眠尚可，二便调。辅检提示"腔隙性脑梗死"。刻下患者诉时有头晕，口中黏腻不爽，无口干口苦，时有皮肤瘙痒，纳食可，二便尚调，夜寐尚安。舌质暗红，舌苔微腻，脉弦。中医诊断：眩晕，风痰上攻证；西医诊断：腔隙性脑梗死。治以化痰息风，兼以祛风止痒。组方：熟地黄 10 g，麸炒僵蚕 10 g，姜半夏 10 g，陈皮 6 g，煅珍珠母 30 g，牛膝 10 g，炒牡丹皮 10 g，茯苓 15 g，酒黄芩 10 g，红花 10 g，川芎 10 g，赤芍 10 g，炒海螵蛸 20 g，丹参 10 g，地肤子 10 g，白鲜皮 10 g，蒲公英 10 g，金银花 10 g，麸炒枳壳 6 g，炒桑枝 10 g，炙甘草 4 g。14 剂，水煎服，每日 1 剂，早晚分服。

按语：患者因"头晕伴一过性昏仆间作"前来就诊，患者年老，脾失健运，内生痰湿，阴虚风动，引痰上行，清窍被扰，发为本病；

结合患者舌苔、脉象，辨证为风痰上攻。本方以半夏白术天麻汤加减而成，方中半夏燥湿化痰，降逆止呕；配伍僵蚕息风化痰，祛风止痉，加强化痰息风之效；桑枝祛风利水；煅珍珠母平肝潜阳，牛膝引血下行，折其阳亢，并有补益肝肾之效，配伍熟地黄填精益髓；茯苓健脾渗湿，杜生痰之源；枳壳理气化痰，使气顺痰消；酒黄芩清泄肺热，以防痰湿蕴久化热；蒲公英、金银花清热解毒，地肤子、白鲜皮祛风止痒，红花、川芎、赤芍、丹皮、丹参理气活血，寓以"治风先治血，血行风自灭"；辅以海螵蛸制酸止痛，炙甘草调和诸药。

参考文献

［1］李泽，潘登，沈建利，等.黄精多糖对免疫抑制小鼠免疫功能影响的实验研究［J］.药物生物技术，2013，20（3）：241-244.

［2］龙婷婷.基于TLR4-MAPK/NF-κB信号通路探讨黄精多糖免疫调节抗肿瘤作用机制研究［D］.重庆：重庆医科大学，2018.

［3］段华，王保奇，张跃文.黄精多糖对肝癌H_{22}移植瘤小鼠的抑瘤作用及机制研究［J］.中药新药与临床药理，2014，25（1）：5-7.

［4］刘萍.黄精多糖对老龄大鼠老化相关酶的影响［J］.华西医学，2010，25（7）：1259-1261.

［5］赵文莉，赵晔，YIIDER TSENG.黄精药理作用研究进展［J］.中草药，2018，49（18）：4439-4445.

［6］王俊杰，刘思妤，李洁，等.复方黄精茶对糖尿病大鼠糖脂代谢的影响及血管保护作用［J］.湘南学院学报（医学版），2017，19（2）：9-12.

［7］王稳，王继燕，杨艳丽.丹参素药理作用的研究进展［J］.菏泽医学专科学校学报，2023，35（1）：76-79.

［8］杨荣来，王凤荣.丹参及其制剂治疗冠心病的药理及机制研究新进展［J/OL］.中华中医药学刊，1-14［2024-04-14］.http://kns.cnki.net/kcms/detail/21.1546.R.20240226.1102.002.html.

［9］李占鹰，贾林，袁丽君，等.丹参素药理作用的研究进展［J］.华西药学杂志，2021，36（5）：600-603.

［10］单晓晓，洪帮振，刘洁，等.丹参化学成分、药理作用、临床应用的研究进展及质量标志物的预测分析［J］.中国中药杂志，2021，46（21）：5496-5511.

［11］陈瑞战，殷微，蔡艳，等.北虫草多糖的理化特征及抗氧化和免疫活性研究［J］.分子科学学报，2020，36（2）：160-169.

［12］白丽丹，段懿涵，谭超杰，等.蛹、米虫草多糖含量及抗氧化活性比较研究［J］.食品研究与开发，2020，41（20）：22-29.

［13］罗瑞芝，贾伟，赵利斌，等.何首乌研究进展［J］.中草药，2005，36（7）：1097-1100.

［14］杨红莉，葛珍珍，孙震晓.何首乌药理研究新进展［J］.中药材，2013，36（10）：1713-1717.

［15］陈晓光，崔志勇，常一丁，等.何首乌对老年小鼠衰老指标的影响［J］.中草药，1991，22(08)：357-359.

［16］杨朝晔.何首乌抗衰老作用研究近况［J］.时珍国医国药，1999，10（5）：390.

［17］王万根，张宁华，徐巧红，等.何首乌高压蒸制法蒸制时间对何首乌抗衰老活性影响的研究［J］.云南中医学院学报，2013，36（2）：1-4.

［18］张秋华.人参茎叶皂苷对脑老化的实验研究［D］.沈阳：辽宁中医学院，2002.

［19］李庆章，史艳秋.人参茎叶皂甙对衰老模型小鼠神经系统保护机理的研究［C］// 长春：动物生理生化第八次学术会议暨全国反刍动物营养生理生化第三次学术研讨会论文摘要汇编.长春：中国畜牧兽医学会动物生理化学分会，中国畜牧兽医学会动物营养学分会，中国畜牧兽医学会养牛学分会，2004：1.

［20］刘佳，张敬敬，李明阳，等.人参茎叶总皂苷对D-半乳糖致衰老小鼠免疫功能的影响［J］.中国老年学杂志，2015，35（18）：5087-5089.

［21］WANG J，HE M，GUO W，et al.Microbiome-metabolomics reveals endogenous alterations of energy metabolism by the Dushen Tang to attenuate D-galactose-induced memory impairment in rats［J］.Biomed Res Int，2021:6649085.

［22］李丹晖.人参皂苷对皮肤细胞紫外线损伤的保护作用［D］.北京：北京中医药大学，2009.

［23］鹿禛.人参总皂苷脂质体的制备及其对皮肤光老化治疗作用的研究［D］.长春：长春中医药大学，2020.

［24］程俊霖.人参皂苷对衰老小鼠皮肤和人角质形成细胞的抗衰老研究［D］.成都：四川大学，2005.

［25］沈干，金钰，陈德监，等.人参皂苷 Rb_1 与红景天苷对抗皮肤光老化作用的研究［J］.东南大学学报（医学版），2010,29（3）:336-339.

［26］王小勇，毕志刚，王云贵，等.人参皂苷和枸杞多糖对 UVB 诱导培养的成纤维细胞提早衰老的影响［J］.中华皮肤科杂志，2010,43（3）:184-187.

［27］刘春显，李南.人参皂苷 Rb_1 对人体皮肤成纤维细胞衰老的影响［J］.人参研究，2022,34（4）:10-13.

［28］LEE H，HONG Y，TRAN Q，et al.A new role for the ginsenoside RG3 in antiaging via mitochondria function in ultraviolet-irradiated human dermal fibroblasts［J］.J Ginseng Res,2019,43（3）:431-441.

［29］屈海军.浅析老年病的特点［J］.卫生职业教育，2004,22（15）:113.

［30］刘晓红，陈彪.老年医学［M］.北京：人民卫生出版社，2020.

［31］宋岳涛.老年医学的核心技术——老年综合评估［J］.中国现代医生，2012,50（23）:9-11.

［32］王剑涛，郭景春，周厚广.老年综合评估在老年慢性病管理中的应用［J］.老年医学与保健，2019,25（2）:265-268.

［33］李小鹰.老年医学［M］.北京：人民卫生出版社，2015.

［34］施红，赵烨婧，邓琳子.老年综合评估的临床意义与应用进展［J］.中国心血管杂志，2021,26（5）:413-417.

［35］于普林.老年医学［M］.北京：人民卫生出版社，2019.

［36］刘盼，李耘，马丽娜.老年人躯体功能下降的评估和干预［J］.实用老年医学，2022,36（2）:198-201.

［37］凡芸，杜兆辉，丁燕.Barthel指数在老年分级护理评估中的应用［J］.中国老年学杂志，2012,32（20）:4545-4546.

［38］王位琼，孟庆勇.老年综合评估的应用及研究现状［J］.护理研究，2018,32（15）:2343-2346.

［39］杨怡菁，贺佩青.老年住院患者跌倒风险评估量表及工具的研究进展［J］.老年医学与保健，2022,28（1）:215-220.

［40］张琪，刘腊梅.老年人步态与平衡评估工具研究进展［J］.中国慢性病预防与控制，2022,30（4）:307-311.

［41］金肖青，贾桂锋，宁钢民.人体平衡能力评估技术的应用与发展趋势［J］.中华老年病研究电子杂志，2015,2（2）:1-6.

［42］李慧，冯辉，陈荟菁，等.吞咽障碍筛查工具在养老服务中的应用进展［J］.中国康复医学杂志，2020,35（3）:356-360.

［43］秦丹，董碧蓉.老年人吞咽障碍的评估与管理［J］.现代临床医学，2019,45（6）:452-454,465.

［44］唐子涵，郭志伟，母其文.脑卒中后吞咽障碍评估方法的研究进展［J］.实用心脑肺血管病杂志，2021,29（9）:133-137.

［45］项丹妮，郑松柏.老年病科常用评估工具及其应用［J］.中华老年病研究电子杂志，2018,5（1）:23-36.

［46］李晨虎，高文娟，张红，等.社区老年人群伴发抑郁和（或）焦虑的研究进展［J］.中华脑科疾病与康复杂志（电子版），2016,6（2）:109-112.

［47］王红英，陈长香.老年抑郁症状影响因素的研究进展［J］.河北联合大学学报（医学版），2013,15（3）:391-392.

［48］李梦阳.住院老年慢性病患者对抑郁和焦虑情绪认知的研究［D］.
天津：天津医科大学，2015.

［49］尹进，肖进，高原，等.老年抑郁障碍筛查方法选择及评价［J］.
国际精神病学杂志，2020,47（2）:247-250.

［50］张红.中文版GDS-15和PHQ-9在老年人抑郁评估中的适用性分
析［D］.济南：山东大学，2020.

［51］高洁，陈利钦，王小娟，等.养老机构老年人生活质量评估工具的
应用分析［J］.护理学杂志，2016,31（5）:101-105.

［52］曹文静，孙建萍，张露，等.老年人生活质量研究进展［J］.护理
研究，2008,22（8）: 661-663.

［53］魏馨远，程梓敉，潘惊萍，等.四川省空巢老人生命质量及影响因
素研究［J］.现代预防医学，2021,48（11）:2032-2035.

［54］程琳.老年认知功能障碍患者的评估和干预研究［M］.长春：吉林
大学出版社，2019.

［55］贾建军.老年人认知功能障碍的防治知识问答［M］.北京：中国社
会出版社，2011:3-5.

［56］林勇，沈建根.老年期认知障碍临床案例荟萃与分析［M］.合肥：
安徽科学技术出版社，2018.

［57］杜希贤.营养学［M］.济南：山东科学技术出版社，1988:1-2.

［58］田清涞，田枫.老年营养学［M］.北京：中国社会出版社，2009:
277-278.

［59］徐洁琼.四种营养风险评估方法在住院老年患者中的应用与研究
［D］.兰州：兰州大学，2019.

［60］侯淑云.老年人的生理特点与老年健康保健［J］.社区医学杂
志，2005,3（7）:35-36.

［61］李亚平，布图雅，乌日罕.浅述老年人生理病理特点［J］.中国民
族医药杂志，2012, 18（12）:63-64,69.

［62］刘国良.实用内分泌代谢综合征［M］.沈阳：辽宁人民出版社，

2002.

[63] 张可勇，郭红艳，王海君.衰老机理及其研究进展［J］.齐齐哈尔医学院学报，2006,27（10）:1223-1224.

[64] 陈雪冬，张志勇，农清清.端粒、端粒酶与衰老［J］.应用预防医学，2009,15（1）:57-59.

[65] 钱睿哲，金惠铭.衰老机制研究中的若干问题［J］.老年医学与保健，2004,10（2）:122-124,126.

[66] 杨婷，张冲，陈清轩.衰老机制的研究进展［J］.中国生物工程杂志，2005,25（3）:6-11.

[67] 向瑞玺，殷宇岗.告别衰老　自测自比与自疗［M］.济南:山东科学技术出版社，2014:42.

[68] 宋岳涛，杨颖娜.老年病的特点与预防［J］.实用心脑肺血管病杂志，2008,16（10）:82-84.

[69] 刘淼，何耀，吴蕾，等.老年综合征的定义、评估工具及应用［J］.中华保健医学杂志，2015,17（6）:513-515.

[70] 许士凯，印大中.老年生理学与病理学研究进展（之二）［J］.现代中西医结合杂志，2005,14（3）:286-288.

[71] 俞衍宏.老年高血压患者血压昼夜节律异常的认识及临床研究进展［J］.世界最新医学信息文摘，2019,19（40）:27-28.

[72] PAINTIN J,COOPER C,DENNISON E.Osteosarcopenia［J］.Br J Hosp Med （Lond），2018, 79（5）:253-258.

[73] 中国国家卫生健康委员会.介绍中国骨质疏松流行病学调查主要结论及"健康骨骼"专项行动有关情况［EB/OL］.（2018-10-19）［2021-10-17］.